Dr. med. Thomas Lempert

Wirksame Hilfe bei Schwindel

Was dahinter steckt und wie Sie ihn wieder loswerden

Zu diesem Buch

Schwindel ist keine Krankheit, sondern ein Symptom, hinter dem ganz unterschiedliche Ursachen stecken können – vom harmlosen Blutdruckabfall bis zum lebensgefährlichen Hirntumor. Die meisten Varianten des Schwindels sind jedoch gutartig, viele lassen sich heute erfolgreich behandeln.

Das Ziel dieses Ratgebers ist es, die zahlreichen Ursachen des Schwindels verständlich zu machen, außerdem Möglichkeiten und Grenzen der Behandlung aufzuzeigen. Das Buch kann eine ärztliche Untersuchung nicht ersetzen, allerdings dabei helfen, gezielte Fragen zu stellen, und Probleme erläutern, die unklar geblieben sind. Praktische Ratschläge, ein Übungsprogramm gegen Schwindel und ein Glossar runden diesen Ratgeber ab.

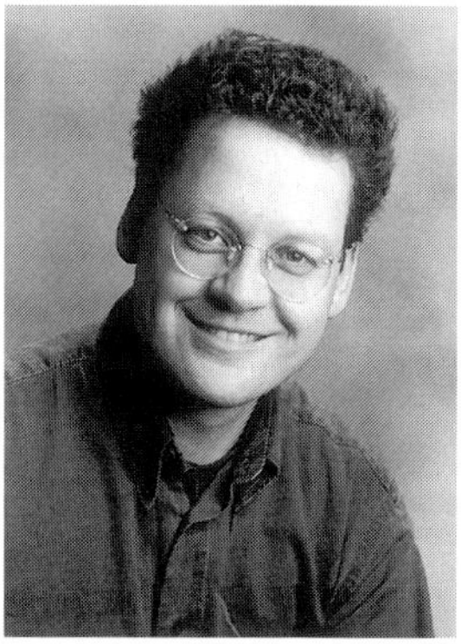

Thomas Lempert, Privatdozent Dr. med., geboren 1960 in Miehlen im Taunus, Medizinstudium in Berlin, deutsches und amerikanisches Staatsexamen, Forschungsaufenthalte an der Neurologischen Universitätsklinik in München und am National Hospital for Neurology in London. Promotion 1987, Habilitation 1997. Oberarzt der Neurologischen Klinik an der Charité in Berlin, Leiter der Spezialambulanz für Schwindel und Gleichgewichtsstörungen.

Dr. med. Thomas Lempert

Wirksame Hilfe bei Schwindel

Was dahinter steckt und wie Sie ihn wieder loswerden

TRIAS

Dr. med. Thomas Lempert
Neurologische Abteilung
Klinikum Rudolf Virchow
Augustenburger Platz 1
13353 Berlin

In diesem Buch enthaltene Dosierungsangaben wurden mit aller Sorgfalt überprüft. Dennoch übernehmen Autor und Verlage – auch im Hinblick auf mögliche Druckfehler – keine Gewähr für die Richtigkeit. Dem Leser wird empfohlen, sich vor einer Medikation in jedem Fall über Indikationen, Kontraindikationen und Dosierung anhand des Beipackzettels oder anderer Unterlagen des Herstellers zu unterrichten. Das gilt insbesondere bei selten verwendeten oder neu auf den Markt gekommenen Präparaten.

Die Deutsche Bibliothek – CIP-Einheitsaufnahme

Lempert, Thomas:
Wirksame Hilfe bei Schwindel : was dahinter steckt und wie Sie ihn wieder loswerden / Thomas Lempert. – Stuttgart : TRIAS, 1999
(TRIAS ärztlicher Rat)
Frühere Ausg. u.d.T.: Lempert, Thomas: Schwindel – was steckt dahinter?

Originalausgabe Mai 1994
R. Piper GmbH & Co. KG, München

Umschlag: Cyclus · D + P Loenicker, Stuttgart
Umschlagfoto: ZEFA
Gesamtherstellung: Clausen & Bosse, Leck
Printed in Germany
ISBN 3-89373-764-2

4 5 6

Inhalt

Vorwort: Alles Schwindel?

In diesem Buch dreht sich alles um den Schwindel. Aber nein, nicht die Versprechungen der Werbung und die Tricks der Gebrauchtwagenhändler sind gemeint. Es geht vielmehr um Schwindel als Störung des Wohlbefindens, als Symptom einer Krankheit. Doch da hören die Mißverständnisse nicht auf, denn das Wort wird für ganz unterschiedliche Arten des Unwohlseins gebraucht, beispielsweise Benommenheit im Kopf, Drehempfindungen oder Unsicherheit beim Gehen. Schwindel kommt von schwinden und bedeutete ursprünglich wohl das Entschwinden der Sinnes- und Körperkräfte, wie es einer Ohnmacht vorausgeht. Aber auch die zweite Bedeutung des Trügerischen und Illusionären steckt darin, etwa wenn ein Drehschwindel eine Eigenbewegung vortäuscht.

Schwindel ist keine Krankheit, sondern ein *Symptom*, hinter dem ganz unterschiedliche Ursachen stecken, die vom harmlosen Blutdruckabfall bis zum lebensgefährlichen Hirntumor reichen. Die meisten Varianten des Schwindels sind jedoch gutartig, viele lassen sich heute erfolgreich behandeln. Das therapeutische Spektrum erstreckt sich von der medikamentösen Behandlung und der Krankengymnastik bis zum Herzschrittmacher und zur Psychotherapie.

Dieser Ratgeber will die vielen Ursachen des Schwindels verständlich machen und die Möglichkeiten und Grenzen der Therapie aufzeigen. Er kann die ärztliche Untersuchung und Beratung nicht ersetzen, sondern soll vielmehr helfen, gezielte Fragen zu stellen, und erläutern, was unklar geblieben ist. Um den eigenen Schwindel zu verstehen, muß man nicht das ganze Buch lesen, es reicht das jeweilige Kapitel, das sich anhand der

Überschriften oder des Sachverzeichnisses auffinden läßt. Zuvor empfiehlt sich jedoch die Lektüre des ersten Kapitels, das die Grundlagen der Gleichgewichtsfunktionen vermittelt. Fachwörter werden bei der ersten Nennung im Text und außerdem im Glossar erklärt.

Bevor es nun losgeht, möchte ich allen danken, die meine Arbeit angespornt, kritisiert und unterstützt haben. Professor Werner Poewe hat das Vorhaben auf den Weg gebracht; Dr. Sabine Ellinghaus hat mich beim Abfassen des psychiatrischen Teils beraten; Ute Staden, Ingrid und Wolfgang Lempert haben Korrektur gelesen und ihre guten Ideen beigesteuert. Die Zeichnungen wurden von Thomas Kube angefertigt, die Fotographien von Peter Schmid und Andreas Schenkel.

1 Vierter, fünfter, sechster Sinn – Wahrnehmung und Gleichgewicht

Schwindel entsteht häufig durch eine Störung im Gleichgewichtssystem. Für das Verständnis der wichtigsten Schwindelursachen und ihrer Behandlung ist es hilfreich, den Aufbau und die Arbeitsweise dieses Systems in seinen Grundzügen kennenzulernen. Das ist zwar etwas mühsam, erleichtert aber die Lektüre aller nachfolgenden Kapitel.

Wozu brauchen wir das Gleichgewichtssystem?

Das Gleichgewichtssystem dient mehreren Zielen: es ermöglicht die Orientierung im Raum, meldet Eigenbewegungen, stabilisiert die aufrechte Körperhaltung und hilft, die Augen- und Körperbewegungen zu steuern. Dies geschieht, weitgehend unbewußt, über eine Funktionskette: Sinneswahrnehmung – Informationsverarbeitung im Gehirn – Bewegung (motorische Reaktion).

Welche Sinnessysteme steuern das Gleichgewicht?

Zur Informationsaufnahme nutzt das Gleichgewichtssystem drei Sinnesorgane:

- das *Vestibularorgan* im Innenohr läßt uns die Haltung und Bewegung des Kopfes erkennen (vestibuläres System),
- die *Augen* erfassen das Abbild der Umwelt (visuelles System),

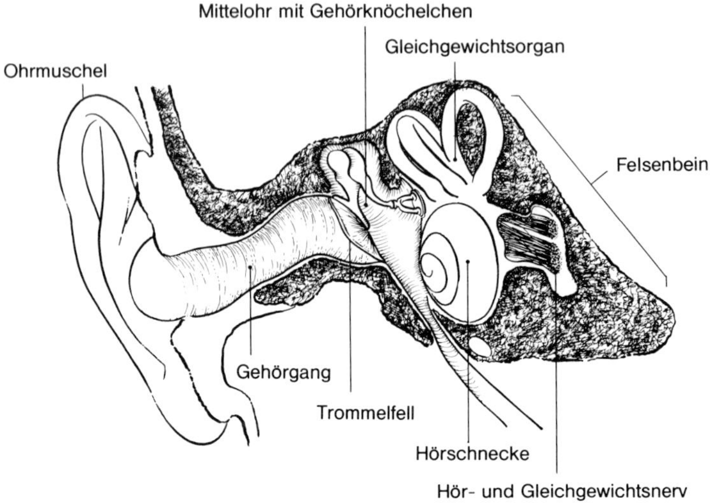

Abb. 1-1: Lage des Gleichgewichtsorgans im Innenohr

– unzählige *sensible Nervenendigungen* empfangen Informationen über Haltung und Bewegung unserer Körperglieder und registrieren unseren Kontakt zum Boden (sensibles System).

Vestibuläres System

Das Vestibularorgan wird auch Gleichgewichtsorgan oder Labyrinth genannt. Als Teil des Innenohrs liegt es im Felsenbeinknochen der Schädelbasis und enthält zwei Arten von Sinnesorganen: die *Bogengänge* und die *Otolithenorgane* (siehe Abb. 1-1 und 1-2).

Bogengänge

Jedes Innenohr schließt drei Bogengänge ein, die so angeordnet sind, daß wir mit ihnen Drehbewegungen in jeder Raumebene wahrnehmen können. In die Bogengänge ist ein häutiger

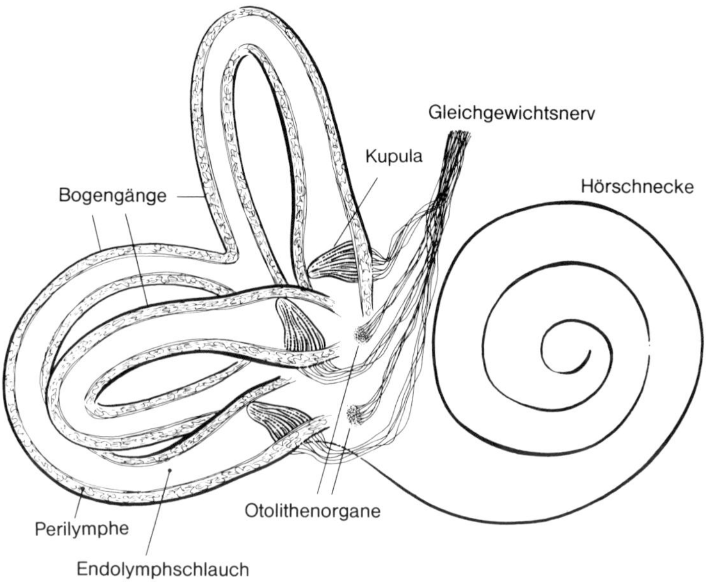

Abb. 1-2: Aufbau des Gleichgewichtsorgans

Schlauch eingelassen, der mit Flüssigkeit, der *Endolymphe*, gefüllt ist und den auch Flüssigkeit umgibt, die *Perilymphe*. Am Ende eines jeden Bogengangs findet sich eine Erweiterung, die von einem geleeartigen Pfropf, der *Kupula*, verschlossen wird. In die Kupula hinein ragen die Haarfortsätze der vestibulären Sinneszellen (siehe Abb. 1-3).

Bei einer Kopfdrehung schwappt nun die Endolymphe aufgrund ihrer Trägheit in die Gegenrichtung und verlagert dabei die elastische Kupula. Das Abbiegen der Haarfortsätze der Sinneszellen verwandelt den Bewegungsreiz in ein elektrisches Signal und erregt den angeschlossenen Gleichgewichtsnerv. Schon bei unbewegtem Kopf senden beide Gleichgewichtsorgane elektrische Impulse, was als Ruheaktivität bezeichnet wird. Eine Kopfdrehung nach rechts erhöht die elektrische Aktivität der rechten Seite. Der Gleichgewichtsnerv leitet das Signal zum vestibulären Kerngebiet, dem *Gleichgewichtszen-*

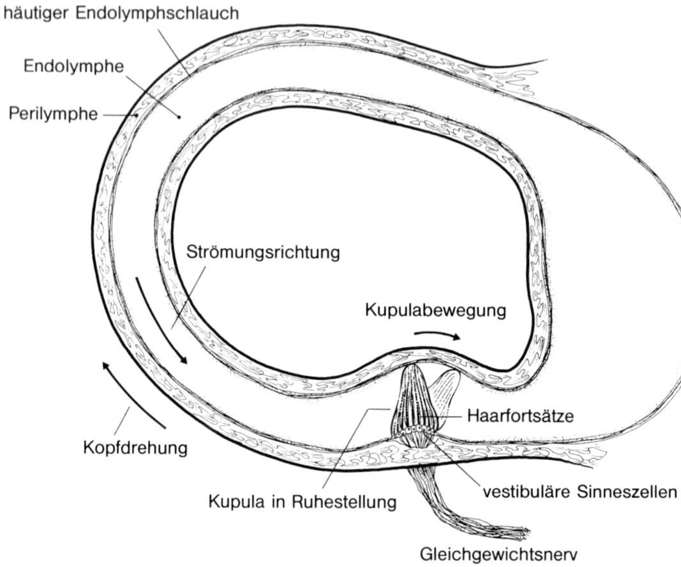

Abb. 1-3: Querschnitt durch einen Bogengang

trum im Hirnstamm. Dort wird das Überwiegen der rechtsseitigen Aktivität als Rechtsdrehung erkannt und an die Hirnrinde weitergegeben, wo die Drehbewegung bewußt wird.

Über andere Nervenverbindungen werden die Impulse vom Gleichgewichtszentrum zur Augen- und Körpermuskulatur geleitet, um schnelle Ausgleichbewegungen zu ermöglichen (siehe Abb. 1-4). So werden die Augen bei raschen Kopfbewegungen in die Gegenrichtung gelenkt, damit sie ihr Sehziel weiter fixieren können. Ohne diesen Reflex wäre beispielsweise das Radfahren über Kopfsteinpflaster eine Tortur: Das Abbild der Umwelt würde auf der Netzhaut tanzen wie das Hinterteil auf dem Sattel!

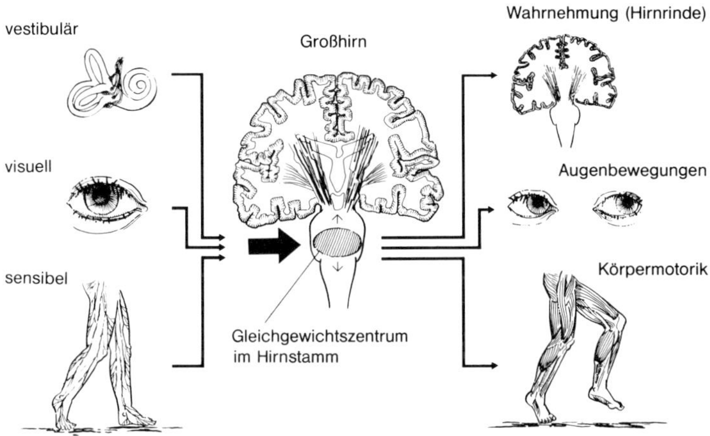

Abb. 1-4: Das Gleichgewichtssystem: eingehende Information, Verrechnung im Gleichgewichtszentrum, ausgehende Information

Otolithenorgane

Otolithen heißt wörtlich übersetzt Ohrsteinchen, und tatsächlich bestehen die Otolithenorgane aus zahlreichen kleinen Kristallen, die auf einer winzigen Ansammlung von Sinneszellen ruhen. Dazwischen liegt wiederum eine Geleemasse, in die sich die Haarfortsätze der Sinneszellen strecken (siehe Abb. 1-5).

Die Otolithenorgane nehmen geradlinige Bewegungsimpulse wahr, beispielsweise beim Beschleunigen und beim Bremsen eines Autos. Außerdem erfassen sie die Zugrichtung der Schwerkraft, unseren Maßstab für die Vertikale und damit für die eigene aufrechte Körperhaltung. Geradlinige Bewegungen führen zu einer gegensinnigen Verschiebung der Otolithen auf ihrem Geleebett, so wie Passagiere im anfahrenden Bus nach hinten geworfen werden. Auch Neigungen des Kopfes lassen die Otolithen verrutschen. Dadurch biegen sich die Haarfortsätze und lösen eine Erregung des Gleichgewichtsnerven aus (siehe Abb. 1–5).

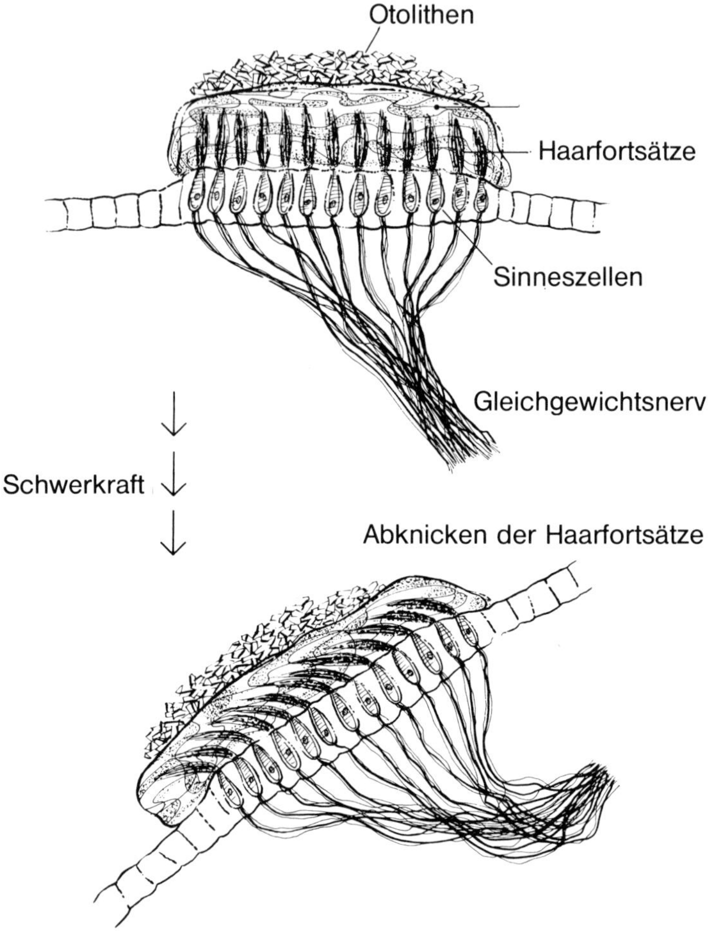

Abb. 1-5: Funktion der Otolithenorgane

Visuelles System

Wie sehr das visuelle System zum Gleichgewicht beiträgt, läßt sich beim Stehen auf einem Bein erproben: mit geschlossenen Augen ist die Balance kaum zu halten. Richtet man den Blick dagegen auf ein nahegelegenes Sehziel, so werden schon millimeterkleine Körperschwankungen erkannt und sofort korrigiert. Heute weiß man, daß Nervenbahnen die Sehrinde des Gehirns direkt mit dem Gleichgewichtszentrum des Hirnstamms verbinden und so eine blitzschnelle Übermittlung und Verrechnung visueller Information erlauben.

Sensibles System

Das sensible System nimmt Druck- und Berührungsreize von den Fußsohlen und der Körperoberfläche auf, die den gegenwärtigen Kontakt zum Untergrund anzeigen. Außerdem dient es der Eigenwahrnehmung des Körpers: Tausende von Nervenendigungen erspüren fortwährend die Spannung der Muskeln und die Stellung der Gelenke. Über das Rückenmark gelangen die sensiblen Signale ins Gleichgewichtszentrum des Gehirns.

Wie entsteht Schwindel?

Das vestibuläre, das visuelle und das sensible System versorgen das Gleichgewichtszentrum so reichlich mit Informationen über die Lage und Bewegung des Körpers im Raum, daß das Gleichgewicht auch dann erhalten bleibt, wenn einer dieser Kanäle ausfällt. Versagen aber mehrere, beispielsweise durch altersbedingte Veränderungen, kommt es zu Gleichgewichtsstörungen, die sich als Schwindel bemerkbar machen. Schwindel entsteht aber auch bei einander widersprechenden Sinnesmeldungen, etwa beim Ausfall eines Gleichgewichtsorgans: wie im Kapitel 2 erklärt wird, steht dabei eine vestibuläre Drehempfindung im Gegensatz zum tatsächlichen Stillstand des Körpers, den das sensible System wahrnimmt.

Der Überfluß an Gleichgewichtsinformation läßt sich für die Schwindeltherapie nutzen: Durch krankengymnastische Übungen können Ausfälle eines Sinnessystems ausgeglichen werden, indem die anderen, noch funktionsfähigen Systeme aktiviert werden und damit die Störung korrigieren (siehe Kapitel 18).

Das Gleichgewichtssystem wird durch das vestibuläre, das visuelle und das sensible System mit Sinnesinformationen versorgt. Diese Informationen werden im Gleichgewichtszentrum des Gehirns ausgewertet. Das Gleichgewichtszentrum steuert die Ausgleichsbewegungen der Augen und des Körpers. Schwindel und Gleichgewichtsstörungen entstehen häufig durch Ausfälle innerhalb dieser Funktionskette.

2 Es trudelt, kreiselt, wirbelt – Drehschwindel

Was Drehschwindel ist, weiß ein jeder, der auf dem Jahrmarkt Karussell gefahren ist. Welch ein Spaß, so lange es sich dreht! Doch wehe, wenn es anhält! Dann geht's erst richtig rund: es wirbelt im Kopf, es kreisen die Bilder – unmöglich, sie mit dem Auge zu fassen. Da zieht es nach rechts, schon schwankt, taumelt, stürzt man nach links. Übelkeit vertreibt den letzten Rest des Vergnügens.

Es ist der Konflikt zwischen verschiedenen Sinnesempfindungen, der den Drehwurm nach dem Karussellfahren so unbehaglich macht. Während die sensiblen Nerven der Beine wieder festen Boden unter den Füßen anzeigen, ist das Gleichgewichtsorgan des Innenohrs noch aktiviert und meldet eine Drehbewegung. Aus diesem Gegensatz erklärt sich auch, daß ein beschwingter Walzer ein Genuß, ein krankhafter Drehschwindel jedoch eine Pein ist. Anders auch als Tänze und Karussellfahrten machen Drehschwindelattacken ihre Opfer hilflos, da sie immer unerwartet, zur falschen Zeit und am falschen Ort hereinbrechen.

Wo entsteht Drehschwindel?

Spontaner Drehschwindel ist immer Ausdruck einer Störung des vestibulären Systems, das vom Gleichgewichtsorgan über den Gleichgewichtsnerven bis zum Gleichgewichtszentrum im Gehirn reicht, denn nur hier werden Drehreize wahrgenommen und verarbeitet (siehe Kapitel 1). Daher kommen auch nur wenige Erkrankungen in Betracht, wenn es um einen klaren Drehschwindel geht. Dagegen deuten andersartige Beschwerden wie etwa Schwankschwindel, Benommenheit, Kopfleere oder Fallangst auf andere Ursachen, beispielsweise Kreislaufstörungen oder einen psychisch ausgelösten Schwindel.

Welche Erkrankungen stecken dahinter?

Für neunzig Prozent aller Patienten mit Drehschwindel trifft eine der vier Diagnosen zu, die im folgenden erklärt werden:

- Ausfall eines Gleichgewichtsorgans,
- Menière- Krankheit,
- Durchblutungsstörung im Gleichgewichtszentrum des Gehirns,
- Migräne.

Die richtige Diagnose läßt sich oft schon aus der Dauer des Drehschwindels erschließen:

- Ausfall eines Gleichgewichtsorgans: Tage bis Wochen,
- Menière-Krankheit: einige Stunden,
- Durchblutungsstörung im Gleichgewichtszentrum: einige Minuten,
- Migräne-bedingter Schwindel: Minuten bis Tage.

Im folgenden werden die ersten drei der genannten Drehschwindel-Syndrome vorgestellt. Der Schwindel bei Migräne wird im Kapitel 4 gesondert besprochen. Drehschwindel, der lageabhängig nur in bestimmten Kopfpositionen auftritt, wird in Kapitel 3 erläutert.

Drehschwindel weist auf eine Störung im vestibulären System hin. Meist läßt sich eine der vier Diagnosen stellen:
- Ausfall eines Gleichgewichtsorgans,
- Menière-Krankheit,
- Durchblutungsstörung im Gleichgewichtszentrum,
- Migräne.

Ausfall eines Gleichgewichtsorgans oder -nervs (Neuritis vestibularis)

Der Ausfall eines Gleichgewichtsorgans oder des Gleichgewichtsnervs hat viele medizinische Namen: akuter *Vestibularis-* oder *Labyrinthausfall*, *Neuritis vestibularis*, *Neuropathia vestibularis* und *Apoplexia labyrinthi*. Hinter dieser Sprachverwirrung verbergen sich unterschiedliche Auffassungen über den Ort und die Art der Erkrankung. Neuritis und Neuropathie lokalisieren die Ursache im Nerven, Labyrinthausfall und Apoplexia labyrinthi dagegen im Innenohr.

Der Begriff Neuritis verweist auf eine entzündliche Ursache, Apoplexia auf eine Unterbrechung der Blutzufuhr. Eine durch Arterienverkalkung bedingte Durchblutungsstörung, eine typische Alterserkrankung, kommt jedoch nur selten in Betracht, da überwiegend Patienten im mittleren Lebensalter vom Ausfall eines Gleichgewichtsorgans betroffen sind. Immer wieder wurde allerdings eine jahreszeitliche Häufung beobachtet, was als Hinweis auf eine Virusentzündung des Gleichgewichtsorgans oder des Gleichgewichtsnervs gelten kann.

Wie erklären sich die Symptome beim Ausfall eines Gleichgewichtsorgans?

Nehmen wir an, das rechte Gleichgewichtsorgan ist erkrankt. Damit erlischt die Ruheaktivität dieser Seite, während die der linken anhält. Die Aktivität auf der linken Seite überwiegt nun, wie bei einer Linksdrehung des Kopfes (siehe Kapitel 1), und so verarbeitet das Gehirn auch die eingehenden Reize. Für die Wahrnehmung heißt das: »Ich spüre, wie es mich nach links dreht.« Gleichzeitig signalisieren die sensiblen Nerven der Fußsohlen: »Ich drehe nicht, ich stehe still!« – ein Widerspruch der Sinnesempfindungen.

Für die Augen bedeutet das: »Der Kopf dreht nach links, also müssen wir uns zum Ausgleich nach rechts bewegen.« Da die

Augen nicht immer weiter nach rechts driften können, werden schnelle Rückstellbewegungen nach links dazwischengeschaltet. Daraus entsteht eine Abfolge aus langsamen Augenbewegungen in die eine Richtung und Ruckbewegungen in die andere Richtung, die als *Nystagmus* bezeichnet wird. Mit zwei bis vier Bewegungen in jeder Sekunde behindert der Nystagmus die Fixation der Umwelt und versetzt sie so in eine drehende oder zitternde Scheinbewegung. (Wenn Sie davon eine Vorstellung bekommen wollen, so halten Sie ein Auge mit der Hand zu und tippen mit dem Finger in rascher Folge am äußeren Lidwinkel gegen das andere Auge. Allein davon wird Ihnen nach kurzer Zeit schwindelig!)

Auf die Körperhaltung wirkt sich die Fehlinformation einer Linksdrehung so aus: Dem Gehirn wird eine Linksneigung gemeldet, also steuert es dagegen. Die Korrektur der scheinbaren Linksneigung führt zum Schwanken oder gar zum Sturz nach rechts. Schließlich reizt die anhaltende Drehempfindung das Brechzentrum, das im Hirnstamm in unmittelbarer Nähe des Gleichgewichtszentrums liegt.

Diagnostiziert wird der Ausfall eines Gleichgewichtsorgans in der Regel allein anhand der typischen Beschwerden und des körperlichen Untersuchungsbefunds. Zur Bestätigung kann die Erregbarkeit der Gleichgewichtsorgane durch Kalt- und Warmreize geprüft werden (siehe Kapitel 16).

Krankheitsverlauf

Glücklicherweise bessern sich die Beschwerden nach Ausfall eines Gleichgewichtsorgans bereits innerhalb weniger Tage und verschwinden nach zwei bis drei Wochen meist vollständig und dauerhaft. Oft geschieht das sogar ohne Behandlung. Eine gezielte Therapie kann jedoch die Heilung beschleunigen und lästige Restbeschwerden ersparen.

Fallbeispiel: Eine 44-jährige Grafikerin erwacht morgens mit Drehschwindel und Übelkeit. Als sie sich zum Nachttisch dreht, um auf den Wecker zu schauen, steigert sich der Schwindel, so daß sie sich unwillkürlich an der Bettkante festhält. Es gelingt ihr nicht, die Uhrzeit abzulesen, immer wieder entgleitet ihr das Abbild des Weckers nach links. Brechreiz treibt sie zur Toilette, doch schon beim Versuch aufzustehen fällt sie nach rechts. Auf allen vieren gelangt sie schließlich an ihr Ziel, muß mehrmals erbrechen und robbt schließlich entkräftet zurück ins Bett. Als der Schwindel nach einer Stunde unvermindert anhält, läßt sie sich mit dem Krankenwagen in die Klinik fahren.

Dort wird ein vermutlich virusbedingter Ausfall des rechten Gleichgewichtsorgans diagnostiziert. Sie wird stationär aufgenommen und erhält über zwei Tage ein Medikament, das Schwindel und Übelkeit lindert. Angeleitet von einer Krankengymnastin beginnt die Patientin ein Gleichgewichtstraining. Der Schwindel bessert sich von Tag zu Tag. Am dritten Tag kann die Patientin ohne Hilfe aufstehen, am fünften Tag kann sie wieder ein Sehziel fixieren, ohne daß es sich zu bewegen scheint. Am 13. Tag verläßt sie beschwerdefrei das Krankenhaus.

Die Besserung kann sich auf zwei Wegen vollziehen. Meist wird das erkrankte Gleichgewichtsorgan oder der Nerv nach dem Abklingen der Entzündung wieder funktionsfähig. In einem Drittel der Fälle bleibt die betroffene Seite dagegen dauerhaft funktionsgestört. Aber auch dann gehen meist sämtliche Beschwerden zurück. Sogar Patienten, deren Gleichgewichtsnerv operativ durchtrennt werden mußte, erholen sich vollständig, solange die andere Seite gut arbeitet. Wie kommt solch eine Erholung zustande?

Erholungsprozesse: die vestibuläre Kompensation

Das Gehirn beginnt, die Information der gesunden Seite auch bei Drehungen zur Gegenseite zu nutzen. Außerdem zieht das Gehirn andere Sinnessysteme heran, vor allem das Sehvermögen und die sensible Eigenwahrnehmung des Körpers, um das Gleichgewicht neu zu eichen. Mit anderen Worten: das Gehirn ist zum Umlernen bereit. Es nutzt die erhaltenen Informationsquellen zur Neuorganisation des Gleichgewichtssystems. Dieser Vorgang wird *vestibuläre Kompensation* genannt.

Gleichgewichtstraining

Welche Umstände die vestibuläre Kompensation fördern und welche sie behindern, ist aus Experimenten und aus der klinischen Erfahrung gut bekannt. Als nützlich haben sich Übungen erwiesen, die das Gleichgewichtssystem herausfordern, während Ruhe und Schonung den Ausgleich verzögern.

Für den Patienten ist es natürlich lästig, mit Schwindelgefühlen im Kopf auch noch Gleichgewichtsübungen auszuführen, nehmen dabei die Beschwerden doch erst einmal zu und nicht ab. Gerade das ist aber sinnvoll, wenn das Gleichgewichtssystem dazulernen soll: nur durch die Rückmeldung der Funktionsstörung an das Gehirn besteht ein Anreiz zum Ausgleich. Nur so werden die erhaltenen Sinne gefordert, um dem gestörten Gleichgewicht Orientierung zu geben. Nach diesem Grundsatz wurde das *Gleichgewichtstraining* entwickelt, das mit Gleichgewichtsübungen steigender Schwierigkeit die vestibuläre Kompensation unterstützt (siehe Kapitel 18).

Medikamentöse Therapie

Medikamente, die die Aktivität des Gleichgewichtsorgans und damit den Drehschwindel dämpfen, behindern die vestibuläre Kompensation. Daher sollten sie beim Ausfall eines Gleichgewichtsorgans nur in den ersten zwei Tagen eingesetzt werden, wenn die Beschwerden am stärksten sind (siehe Kapitel 17).

Infusionsbehandlungen, wie sie an vielen Kliniken noch üblich sind, sollen die Durchblutung des Innenohrs verbessern. Ihr Nutzen ist aus drei Gründen zweifelhaft: erstens wird der Ausfall eines Gleichgewichtsorgans wahrscheinlich nur selten durch eine Durchblutungsstörung verursacht, zweitens ist nie nachgewiesen worden, daß diese Medikamente die Innenohrdurchblutung tatsächlich steigern können, und drittens erzwingen Infusionen stundenlange Bettruhe und behindern damit die vestibuläre Kompensation.

Der Ausfall eines Gleichgewichtsorgans geht mit mehrtägigem Drehschwindel, Übelkeit und Fallneigung zur erkrankten Seite einher. Die Besserung kann durch ein krankengymnastisches Gleichgewichtstraining gefördert werden.

Menière-Krankheit

Ähnlich dramatisch wie bei der Neuritis vestibularis verlaufen die Drehschwindel-Attacken der Menière-Krankheit. Nur treten sie hier wiederholt auf und sind von kürzerer Dauer, in der Regel einige Stunden. Außerdem sind die Attacken von weiteren Symptomen begleitet wie Hörstörung, Ohrgeräusch und Völlegefühl im betroffenen Ohr.

Symptome und Krankheitsverlauf

Typischerweise beginnt die Erkrankung zwischen dem dreißigsten und dem sechzigsten Lebensjahr. Meist vergehen fünf bis zehn Jahre, bis keine Schwindelattacken mehr auftreten. In etwa der Hälfte der Fälle wird allerdings nach einigen Jahren – oder gar Jahrzehnten – das andere Ohr befallen. Die Häufigkeit der Attacken läßt sich nicht vorhersagen. Die Abstände schwanken zwischen Tagen und Jahren und können auch beim gleichen Patienten sehr unregelmäßig sein.

Ein Menière-Anfall kann zu jeder Tages- und Nachtzeit auftreten. Bisweilen wird er von einem verstopften Gefühl im Ohr angekündigt. Auf dem Höhepunkt der Attacke besteht heftiger Drehschwindel mit Fallneigung, Nystagmus, Übelkeit und Erbrechen. Hinzu kommt ein rauschendes oder pfeifendes Ohrgeräusch und Schwerhörigkeit. Ist der Höhepunkt überschritten, klingen alle Symptome nach und nach ab. Im Frühstadium der Erkrankung kommen Attacken mit alleiniger Hörstörung vor, erst später gesellt sich der Schwindel hinzu.

Anfangs erholt sich das Innenohr vollständig von den Attakken. Später bleiben jedoch andauernde Hörschäden und Ohrgeräusche zurück, deren Schwere im Laufe der Zeit fluktuieren kann. Auch am Gleichgewichtsorgan kommt es allmählich zu einer dauerhaften Funktionsstörung. Mit apparativen Methoden lassen sich die Hör- und Gleichgewichtsstörungen messen (siehe Kapitel 16). Diagnostisch hilfreich kann auch der sogenannte Glyzerin-Test sein: Kommt es zwei bis drei Stunden nach dem Trinken von 75 bis 100 Millilitern Glycerin zu einer meßbaren vorübergehenden Hörverbesserung, spricht dies für eine Menière-Erkrankung. Der genaue Wirkmechanismus des Glycerins ist nicht bekannt.

Wodurch werden Menière-Anfälle verursacht?

Um die Vorgänge im Innenohr zu verstehen, die einen Menière-Anfall auslösen, müssen wir uns die Anatomie des Hör- und Gleichgewichtsorgans in Erinnerung rufen (siehe Kapitel 1). Sowohl die Hörschnecke als auch die Bogengänge sind mit Flüssigkeit angefüllt. Vom äußeren Flüssigkeitsraum, der die Perilymphe enthält, ist durch eine schlauchartige Membran ein innerer Raum abgetrennt, den die Endolymphe ausfüllt. Im gesunden Zustand wird die Endolymphe nach und nach erneuert, indem sie einerseits fortwährend nachproduziert und andrerseits vom Gefäßsystem wiederaufgenommen wird. Bei der Menière-Erkrankung staut sich die Endolymphe an, vermutlich weil die Wiederaufnahme behindert ist. Dadurch dehnt sich der Endolymphraum zu einer ballonartigen Blase aus, bis die umgebende Membran dem Druck nicht mehr standhält und einreißt. In diesem Augenblick vermischen sich Perilymphe und Endolymphe zu einer für die Sinneszellen »giftigen Brühe«. Erst wenn der Riß geheilt ist, erfüllen sie wieder ihre Funktion.

Behandlung

Die Frage, warum die Flüssigkeitsbalance im Ohr bei der Menière-Erkrankung gestört ist, beschäftigt Forscher rund um den Globus, bisher allerdings ohne Ergebnis. Daher fehlt bis heute eine ursächlich wirksame Therapie. Ärztliche Hilfe für Menière-Kranke gibt es dennoch: Zum einen kann die akute Attacke durch Medikamente gelindert werden, die den Schwindel und die Übelkeit dämpfen (siehe Kapitel 17).

Zum anderen gibt es die vorbeugende Behandlung mit dem Wirkstoff Betahistin (Vasomotal, Aequamen), die Häufigkeit und Schwere der Attacken mindern soll. Auch wenn die Wirksamkeit von Betahistin bei der Menière-Erkrankung noch nicht zweifelsfrei gesichert werden konnte, ist ein Versuch ratsam, zumal das Medikament recht gut verträglich ist. Dabei ist es sinnvoll, vor und während der Behandlung einen Kalender über die Häufigkeit und die Intensität der Schwindelattacken zu führen, um den Erfolg oder Mißerfolg besser beurteilen zu können.

Nur bei sehr häufigen und schweren Anfällen kommt schließlich die Ausschaltung des betroffenen Gleichgewichtsorgans in Betracht. Dazu wird entweder der Gleichgewichtsnerv operativ durchtrennt oder die Sinneszellen des Gleichgewichtsorgans zerstört, indem eine für sie giftige Substanz (Gentamycin) über mehrere Tage in das Mittelohr eingeträufelt wird. Weniger wirksam ist ein mikrochirurgischer Eingriff am Innenohr, bei dem ein bleibendes Leck zwischen Endolymphe und Perilymphe geschaffen wird, um die Aufblähung des Endolymphraums zu verhindern.

Alle genannten Eingriffe führen zum dauerhaften Funktionsverlust des Gleichgewichtsorgans. Die Wirksamkeit dieser Verfahren beruht darauf, daß ein stillgelegtes Gleichgewichtsorgan, anders als ein akut ausgefallenes, keine Schwindelattacken mehr auslöst. Auf dem Weg der vestibulären Kompensation übernimmt das Gleichgewichtsorgan der Gegenseite die Kontrolle und stellt so wieder stabile Verhältnisse her.

In der Abwägung der Nutzen und Risiken ist die Gentamycinbehandlung zu bevorzugen. Wenn irgend möglich, sollte aber jeder Eingriff vermieden werden, der zum Funktionsverlust eines Gleichgewichtsorgans führt. Wird nämlich das andere Ohr ebenfalls von der Menière-Krankheit befallen, womit etwa jeder zweite Patient rechnen muß, geht die vestibuläre

Funktion gänzlich verloren. Dann kommt es auch außerhalb der Attacken zu Gangunsicherheit, Schwindel und Scheinbewegungen der Umwelt bei Kopfbewegungen.

Das Gleichgewichtstraining taugt nicht zur Behandlung der Menière-Erkrankung, da die einzelnen Attacken ohnehin nach einigen Stunden abklingen.

Die Menière-Erkrankung ist durch Drehschwindelattacken, Hörstörungen und Ohrgeräusche gekennzeichnet. Die medikamentöse Therapie kann die Krankheitssymptome lindern, aber nicht vollständig unterdrücken. Nur in schweren Fällen kommt die Ausschaltung des betroffenen Gleichgewichtsorgans in Betracht.

Durchblutungsstörung im Gleichgewichtszentrum des Gehirns

Allzu häufig wird Schwindel mit einer Durchblutungsstörung im Gehirn erklärt – und damit manche besser behandelbare Diagnose verpaßt. Eine mangelhafte Durchblutung verursacht dann Drehschwindel, wenn sie das vestibuläre System, vor allem das Gleichgewichtszentrum im Hirnstamm betrifft. Betroffen sind besonders ältere Menschen, die an einer *Arteriosklerose* leiden, einer Verhärtung und Verengung der Blutgefäße.

Symptome

Typischerweise kommt es zu kurzen Drehschwindelattacken, die nur einige Minuten dauern. Oft sind sie von Symptomen begleitet, die auf eine gestörte Durchblutung benachbarter Hirnareale hinweisen, wie undeutliches Sprechen, Doppeltsehen, Taubheit im Gesicht oder am Körper, Gangunsicherheit und Gesichtsfeldausfälle. Auch diese Symptome verschwinden nach wenigen Minuten.

Behandlung

Trotz ihrer kurzen Dauer sind solche Attacken ernst zu nehmen, da sie Vorboten eines Schlaganfalls sein können. Dabei kommt es zu einem Verschluß der verengten Gefäße durch ein Blutgerinnsel und nachfolgend zu einer dauerhaften Schädigung des Hirngewebes. Rechtzeitig erkannt, läßt sich das Risiko eines Schlaganfalls deutlich senken, denn die Bildung von Blutgerinnseln kann durch die tägliche Einnahme einer geringen Dosis *Acetylsalicylsäure* (Aspirin, ASS) gehemmt werden. Für die häufig verordneten durchblutungsfördernden Mittel, die den Blutfluß verbessern oder die Gefäße erweitern sollen, konnte bis heute die Wirksamkeit nicht nachgewiesen werden.

Kurze Drehschwindelattacken können, vor allem bei alten Menschen, auf eine Durchblutungsstörung im Gleichgewichtszentrum hinweisen. Als mögliche Vorboten eines Schlaganfalls müssen sie erkannt und behandelt werden.

3 Keine falsche Bewegung – lageabhängiger Schwindel

Wenn Schwindel nur bei bestimmten Kopfpositionen auftritt, nennt man ihn *Lageschwindel*. Wenn die Veränderung der Kopfposition den Schwindel auslöst, so spricht man von einem *Lagerungsschwindel*. Beide Varianten machen sich meist mit einem unangenehmen Drehgefühl bemerkbar.

Gutartiger Lagerungsschwindel

Eine der häufigsten Schwindelerkrankungen ist der gutartige Lagerungsschwindel. Da die Diagnose vielen Ärzten noch nicht bekannt ist, vergehen oft Monate, manchmal Jahre, bis die Betroffenen erfolgreich behandelt werden können (siehe Kapitel 18).

Fallbeispiel: Der etwa 60jährige Wilhelm B., erfolgreich als Karikaturist und Schriftsteller, kommt in die Sprechstunde und klagt über kurze Schwindelattacken, die ihn seit sechs Wochen plagen. Sie dauern nicht länger als 15 Sekunden. Der Schwindel überfällt ihn vor allem nachts im Bett, beim Umdrehen vom rechten auf das linke Ohr. Auch beim Hinlegen oder beim Aufrichten aus dem Liegen kann eine Attacke auftreten. Inzwischen meidet er ängstlich die auslösenden Kopfbewegungen oder führt sie im Schneckentempo aus, um den Schwindel zu verhindern. Die klinische Untersuchung bestätigt den Verdacht: ein gutartiger Lagerungsschwindel. Nach einwöchiger Selbstbehandlung stellt sich der Patient wieder vor. Er ist beschwerdefrei. Er bedankt sich mit einem Selbstzeugnis seiner Erkrankung in Wort und Bild (siehe Abb. 3-1).

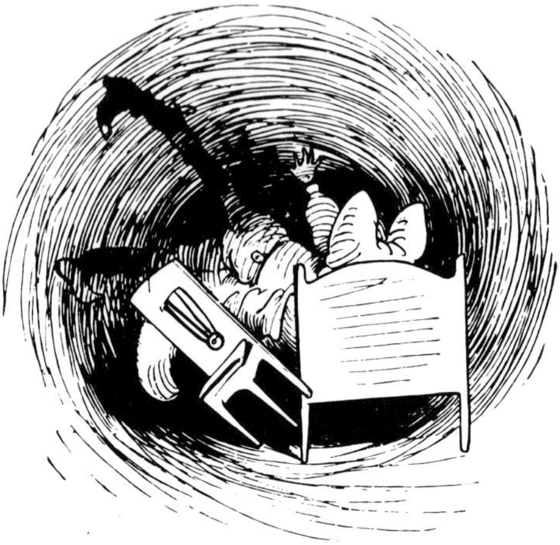

Abb. 3-1: Der Lagerungsschwindel des Patienten Wilhelm B.

»In der Nacht, damit er schlafe,
liegt der Dichter und zählt Schafe,
Träume nicht recht kommen wollen,
hin und her muß er sich rollen.

Plötzlich dreht sich rasend schnell,
mit ihm das Bett im Karussell,
erst kopfüber, dann kopfunter,
reißt ein Strudel ihn hinunter.

Doch geht im Nu die Schwindelei,
wie sie gekommen auch vorbei,
Der Dichter denkt: Nie wieder drehn!
und schläft fortan nur noch im Stehn.

Um zu ergründen seine Plage,
wirft ihn der Arzt in Seitenlage
und kann dort seine Augen sehn,
die schwindelnd sich im Kreise drehn.

Der Doktor schaut sich's an und spricht:
›Das Übel liegt im Gleichgewicht!
Du mußt, um endlich Ruh' zu finden,
den Schwindel übend überwinden.‹

Nach einer Woche ist's geschafft,
der Schwindel fort – aus eigner Kraft,
Der Dichter liegt nun tief im Schlafe,
und schnarchet friedlich ohne Schafe.«
(Frei nach Wilhelm Busch – Anmerkung der Lektorin.)

Welche Beschwerden macht der gutartige Lagerungsschwindel?

Der gutartige Lagerungsschwindel kann in jedem Lebensalter auftreten. Kennzeichnend sind kurze Drehschwindelattacken, die von wenigen Sekunden bis zu einer Minute anhalten und nur nach Lageänderung auftreten: am häufigsten nach der Lagerung auf die linke oder rechte Kopfseite, aber auch beim Hinlegen auf den Rücken, beim Bücken, beim Aufrichten aus gebückter Haltung oder aus dem Liegen, oder auch wenn der Kopf in den Nacken gelegt wird. Meist vergehen nach der Lageänderung einige Sekunden, bis der Schwindel einsetzt. Bisweilen kommt eine Übelkeit hinzu, die den Schwindel überdauert, selten auch Erbrechen.

Wo liegt die Störung?

Ebenso wie der Ausfall eines Gleichgewichtsorgans oder die Menière-Krankheit geht der gutartige Lagerungsschwindel auf eine Funktionsstörung im Innenohr zurück. Das Gleichgewichtsorgan enthält ja nicht nur Bogengänge, die Drehbewegungen wahrnehmen, sondern auch sogenannte Otolithenorgane, die für gerade Bewegungen und Lageänderungen des Kopfes zuständig sind (siehe Kapitel 1).

Nun kann es passieren, daß sich Otolithen von ihren Sinneszellen ablösen, entweder spontan oder durch eine Schädelver-

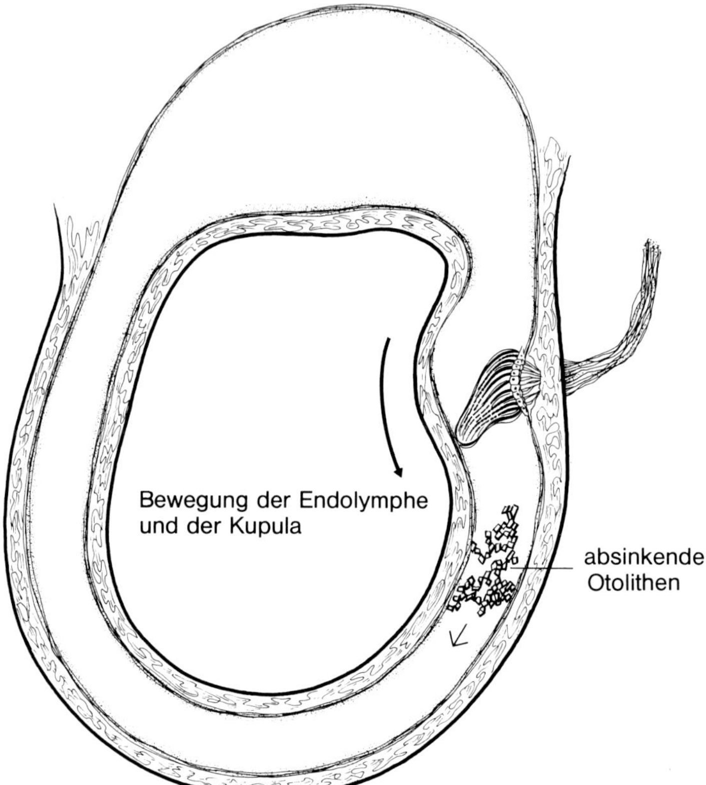

Abb. 3-2: Gutartiger Lagerungsschwindel: verirrte Otolithen im hinteren Bogengang

letzung, die in etwa 20% der Fälle dem Lagerungsschwindel vorausgeht. Die Kristalle lagern sich daraufhin bevorzugt im nahegelegenen hinteren Bogengang ab. Bei Lagewechsel geraten sie in Bewegung, bewirken über eine Endolymphströmung eine Reizung der Sinneszellen und lösen damit eine intensive Drehempfindung aus (siehe Abb. 3-2).

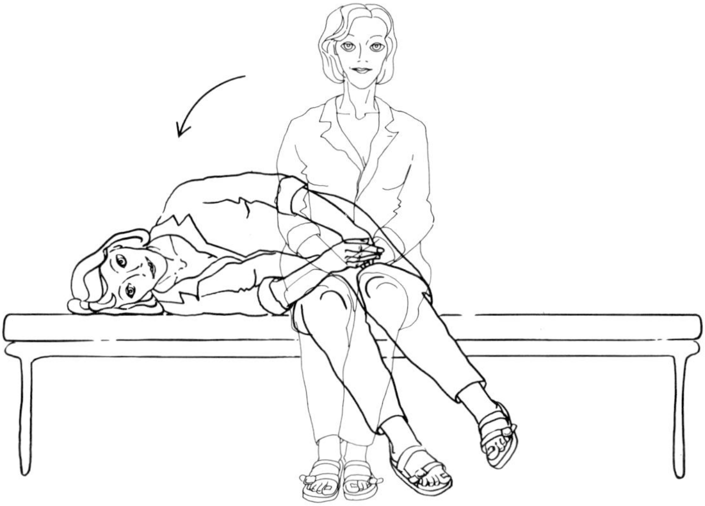

Abb. 3-3: Auslösung des gutartigen Lagerungsschwindels durch rasches Kippen in die Seitenlage

Wie läßt sich die Diagnose sichern?

Die Diagnose eines gutartigen Lagerungsschwindels läßt sich ohne apparativen Aufwand, allein durch die Lagerungsproben stellen. Dabei soll der Patient rasch aus dem Sitzen in die Seitlage kippen, so daß der Kopf hinter dem Ohr aufliegt (siehe Abb. 3-3). Gleichzeitig werden die Augen des Patienten aus der Nähe beobachtet: es zeigt sich ein typischer Nystagmus, solange der Lagerungsschwindel anhält. Die betroffene Seite erkennt man an der schwindelauslösenden Position. Wenn beispielsweise das rechte Ohr erkrankt ist, tritt der Schwindel ausschließlich oder deutlich stärker bei Rechtslagerung auf.

Behandlung

Der gutartige Lagerungsschwindel kann heute durch einfache Kopflagerungen rasch beseitigt werden. Das Prinzip dieser Lagerungen besteht darin, den Kopf in der Ebene des Bogengangs schrittweise zu drehen, bis die Otolithen aus dem Bogengang herausgebracht sind und sich in anderen Winkeln des Gleichgewichtsorgans ablagern, wo sie keine unerwünschten Erregungen mehr hervorrufen (siehe Kapitel 18). Die Lagerungsbehandlungen werden nach ihren Erstbeschreibern Sémont-Manöver und Epley-Manöver genannt. Beide Verfahren werden von einem Therapeuten durchgeführt und wirken schnell: Nach 1–3 Durchgängen sind über 90 % der Patienten beschwerdefrei. In unserer Klinik wurde das Epley-Manöver so weiterentwickelt, daß es zur Selbstbehandlung zu Hause geeignet ist (siehe Kapitel 18). Auch damit werden die meisten Patienten nach wenigen Tagen beschwerdefrei. Bekannter als die neuen Lagerungsmanöver sind die älteren Lagerungsübungen nach Brandt und Daroff. Dabei läßt sich der Patient aus dem Sitzen abwechselnd in die rechte und linke Seitlage fallen. Diese Lagerungsübungen sind ebenfalls wirksam, allerdings muß bis zur Beschwerdefreiheit mehr und länger Schwindel erduldet werden als bei den neueren Verfahren.

Zentraler Lageschwindel

Wesentlich seltener als der gutartige Lagerungsschwindel ist der zentrale Lageschwindel. Der Zusatz »zentral« besagt, daß hier das Problem nicht im Gleichgewichtsorgan des Innenohrs liegt, sondern im Gleichgewichtszentrum des Hirnstamms oder im nahegelegenen Kleinhirn. Verschiedene Ursachen kommen in Betracht: Tumore und Metastasen, Entzündungsherde im Rahmen einer Multiplen Sklerose, Blutungen, Infarkte und Migräneattacken.

Diese Erkrankungen müssen vom gutartigen Lagerungsschwindel abgegrenzt und gezielt behandelt werden. So sollten Tumore und Metastasen operiert oder bestrahlt werden, auch bestimmte Hirnblutungen müssen operativ ausgeräumt werden. Ein Schub einer Multiplen Sklerose bildet sich unter einer kurzzeitigen Kortisontherapie meist rascher zurück als unbehandelt. Für einen eingetretenen Hirninfarkt gibt es bis heute keine wirksame medikamentöse Therapie, das Rückfallrisiko läßt sich jedoch durch blutverdünnende Medikamente deutlich senken. Weitere Einzelheiten zu den erwähnten Erkrankungen finden sich in den Ratgebern, die im Literaturverzeichnis aufgeführt sind.

Das Lagerungstraining hilft bei der Behandlung des zentralen Lageschwindels nicht. Daher sollte sich jeder Patient mit einem lageabhängigen Schwindel ärztlich untersuchen lassen. Im Unterschied zum gutartigen Lagerungsschwindel hält der zentrale Lageschwindel meist solange an, wie die auslösende Kopfposition beibehalten wird. Er kann mit heftigem Brechreiz einhergehen.

Lageschwindel kann auch nach Alkoholgenuß auftreten. Er wird im Kapitel 14 besprochen.

Der häufigste lageabhängige Schwindel ist der gutartige Lagerungsschwindel. Er entsteht im Gleichgewichtsorgan und läßt sich durch ein Übungsprogramm gut behandeln. Dagegen deutet der zentrale Lageschwindel auf unterschiedliche Erkrankungen des Gehirns, die jeweils besondere Therapien erfordern.

4 Kopfzerbrechen – Schwindel bei Migräne

Migräne? – das sind doch Kopfschmerzen! Was haben denn Kopfschmerzen mit Schwindel zu tun? Auch in der Medizin stellt sich noch mancher diese Frage. Erst seit einigen Jahren ist das wissenschaftliche Interesse am Zusammenhang von Migräne und Schwindel wieder erwacht.

Was ist eine Migräne?

Etwa zehn Prozent aller Menschen haben gelegentlich oder häufig Migränekopfschmerzen. Eine Migräne beginnt typischerweise in der Jugend oder im jüngeren Erwachsenenalter. Kennzeichnend sind Attacken mit halbseitigen, seltener beidseitigen Kopfschmerzen, die bis zu zwei Tagen anhalten und von Übelkeit und Erbrechen, Licht- und Lärmempfindlichkeit begleitet sind. Schlaf vermag häufig die Attacke zu beenden. Bei Frauen können die Kopfschmerzen bevorzugt vor oder während der Menstruation auftreten.

Eine Untergruppe von Patienten hat kurz vor oder während des Migräneanfalls neurologische Störungen, eine sogenannte *Migräneaura*. Am häufigsten kommen flimmernde Gesichtsfeldausfälle vor, seltener sind kribbelnde Mißempfindungen, Lähmungen, Sprachstörungen, Verwirrtheit, Doppeltsehen und Gangunsicherheit. Man vermutet, daß eine vorübergehende Gefäßverengung in den betroffenen Hirnarealen die Aura verursacht.

Symptome des Migräneschwindels

Auch Schwindel kann als Aura eine Migräne begleiten. In einer großen Migränestudie gab etwa die Hälfte der Patienten Schwindel als gelegentlichen oder häufigen Begleiter ihrer Kopfschmerzen an. Der Schwindel kann in drei Varianten in Erscheinung treten: als Drehschwindel, als Lageschwindel oder als diffuser Schwindel ohne Bewegungsillusion. Dreh- und Lageschwindel gehen wahrscheinlich auf eine Durchblutungsstörung im Gleichgewichtszentrum des Hirnstamms zurück (siehe Kapitel 2 und 3). Der diffuse Schwindel äußert sich als Benommenheit, manchmal auch als Unfähigkeit, klar zu denken. Seine Ursache ist nicht genau bekannt, vermutlich wird er durch vorübergehende Funktionsstörungen der Hirnrinde ausgelöst.

Der Schwindel hält meist einige Stunden an. Bisweilen überdauert er die Kopfschmerzen jedoch um einige Tage oder gar Wochen. Ebenso wie andere Migräneauren kann ein Migräneschwindel auch ohne Kopfschmerzen auftreten. Dann verraten in der Regel die für eine Migräne typischen Begleitumstände die Diagnose, etwa eine gleichzeitige Licht- oder Lärmempfindlichkeit oder eine Bindung der Schwindelattacken an die Menstruation.

Fallbeispiel: Eine 38jährige Opernsängerin kommt nachts in die Notaufnahme des Krankenhauses und berichtet, daß sie nach einem erfolgreichen Liederabend plötzlich heftigen Drehschwindel bekommen habe. Kurz darauf habe sie erbrechen müssen. Während sie erzählt, hält sie die Augen geschlossen, da sie sich vom Licht geblendet fühlt. Weitere Beschwerden gibt sie nicht an. Auf die Frage nach früheren Schwindelattacken erinnert sie sich an etwa fünf gleichartige Erlebnisse, die einige Male von heftigen halbseitigen Kopfschmerzen begleitet waren. Kopfschmerzen mit Übelkeit und Lichtempfindlichkeit kennt sie schon seit ihrem 14. Lebensjahr. Auch ihre Mutter litt unter Kopfschmerzattacken. Zur Beobachtung wird die Patientin stationär aufgenommen. Am zweiten Tag hat der Schwindel nachgelassen, am dritten Tag ist er verschwunden.

Medikamentöse Behandlung

Dreh- und Lageschwindel bei Migräne läßt sich, anders als der diffuse Migräneschwindel, durch Medikamente lindern, die das vestibuläre System dämpfen (siehe Kapitel 17). Ob der in der Behandlung von Migränekopfschmerzen erfolgreiche Wirkstoff Ergotamin (Celetil, Migrexa N, Cafergot) auch den Schwindel vertreibt, ist bisher nicht ausreichend untersucht. Häufige und heftige Attacken können eine vorbeugende Behandlung mit Betablockern (Dociton, Beloc), Flunarizin (Sibelium) oder Pizotifen (Sandomigran) rechtfertigen. Immer müssen Nutzen und Nebenwirkungen jedoch kritisch abgewogen werden.

Andere Behandlungsmethoden

Auch nichtmedikamentöse Ansätze können helfen. Dazu gehört vor allem die Vermeidung identifizierter Auslöser wie Streß oder plötzliche Entlastung von Streß, unregelmäßiger Schlaf, bestimmte Nahrungsmittel oder orale Kontrazeptiva (Pille). Ebenfalls nützlich sind psychologische Verfahren, beispielsweise ein Streßbewältigungstraining. Allenfalls kurzfristigen Erfolg dagegen verspricht eine Akupunkturbehandlung. Homöopathische und naturheilkundliche Methoden zeigen kaum mehr als einen Plazeboeffekt.

Weitere Informationen über Ursachen und Behandlung der Migräne finden sich im Ratgeber »Migräne« von H.-C. Diener, der in dieser Reihe erschienen ist (siehe Literaturverzeichnis).

Migräneattacken können von Drehschwindel, Lageschwindel und diffusem Schwindel begleitet sein. Gelegentlich tritt Migräneschwindel auch ohne Kopfschmerzen auf. Medikamentöse und nichtmedikamentöse Behandlungsverfahren können helfen.

5 Trugbilder – visuelle Wahrnehmung und Schwindel

Haben Sie schon mal in freier Landschaft hoch zu den Wolken geschaut? Erinnern Sie sich, daß Sie sich plötzlich selbst zu bewegen schienen? Daß sie zu schwanken und zu taumeln begannen? Dann haben Sie am eigenen Leib erfahren, was ein *visueller Schwindel* ist: eine Irritation des Gleichgewichts, die allein durch Sehreize ausgelöst wird (siehe Abb. 5-1). Durch rasch wechselnde, großflächige Scheinbewegungen der Umwelt läßt sich sogar eine echte Reisekrankheit auslösen, etwa im Kino beim Betrachten einer Verfolgungsjagd, die aus dem Auto oder Flugzeug heraus gefilmt wurde. Jeder kennt auch die Illusion der Eigenbewegung, wenn auf dem Bahnhof nicht der eigene, sondern der benachbarte Zug anfährt. Visueller Schwindel erklärt sich aus der engen Zusammenarbeit des vestibulären und des visuellen Systems bei der Steuerung des Gleichgewichts (siehe Kapitel 1).

Brillenschwindel

Eine Variante des visuellen Schwindels erleben Brillenträger, die sich an neue Gläser mit veränderter Brechkraft gewöhnen müssen. In den ersten Tagen erscheint die Umgebung oft verzerrt, Winkel und Abstände stimmen nicht mehr, Blicke zur Seite und Kopfbewegungen lösen Schwindel mit Scheinbewegungen der Umwelt aus, bisweilen gesellt sich Kopfdruck hinzu. Nach ein paar Tagen haben sich die Beschwerden gelegt, kehren aber wieder, wenn die alte Brille aufgesetzt wird. Wer ständig zwischen alter und neuer Brille oder zwischen

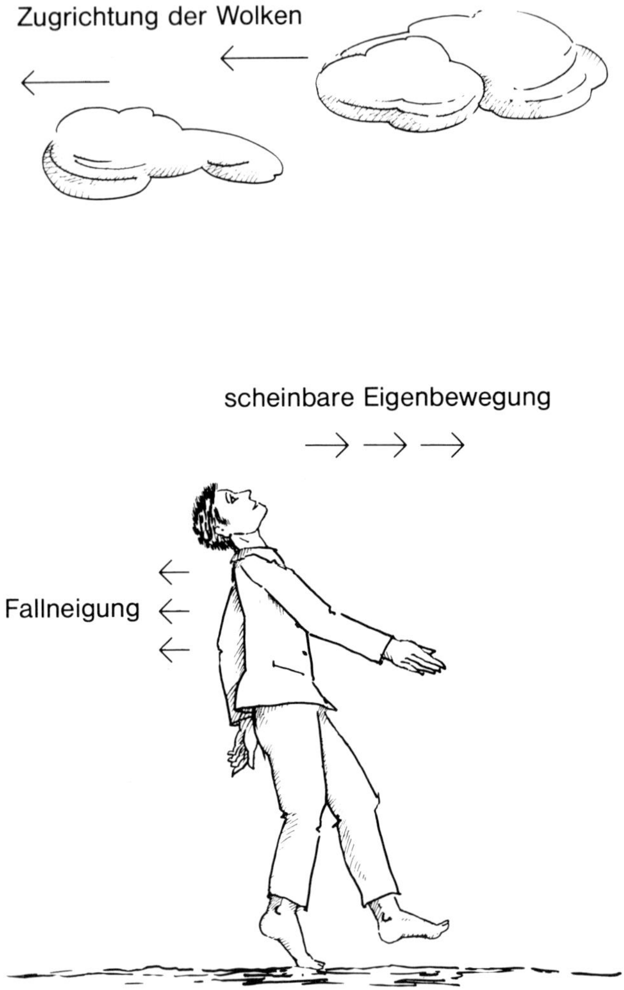

Abb. 5-1: Visueller Schwindel beim Betrachten ziehender Wolken: es entsteht die Illusion, in entgegengesetzter Richtung zu kippen. Erst die vermeintliche Ausgleichsbewegung führt tatsächlich zum Sturz

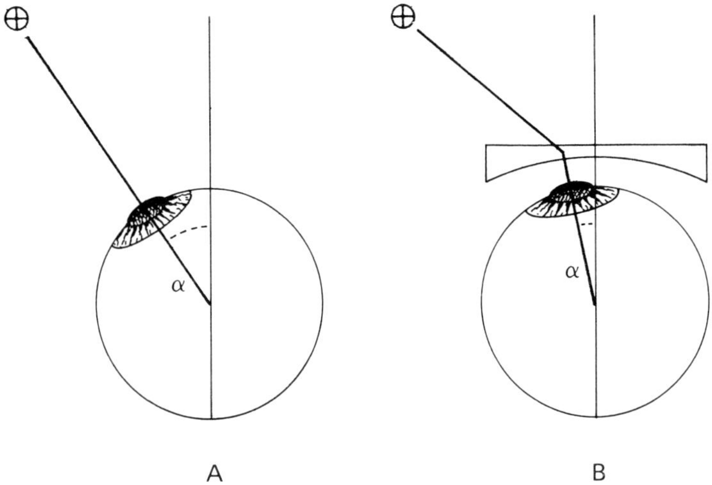

Abb. 5-2: Veränderung des Blickwinkels durch ein Brillenglas: In diesem Fall (Minusglas) reicht eine kleinere Augenbewegung, um das gleiche Blickziel zu erreichen

»Brille auf« und »Brille ab« wechselt, wird den Schwindel nicht los.

Wie ist der Brillenschwindel zu verstehen?

Brillengläser brechen das Licht, das heißt, sie verändern die Richtung der einfallenden Lichtstrahlen, damit sich die Umgebung scharf auf der Netzhaut abbilden kann. Dabei gilt: Je weiter sich der Blick zur Seite richtet, desto stärker abgelenkte Strahlen erreichen das Auge. Um das gleiche Sehziel zu erreichen, müssen die Augen mit Brille also kleinere oder größere Bewegungen machen als ohne – je nachdem, ob Kurz- oder Weitsichtigkeit besteht (siehe Abb. 5-2). Ebenso ändern sich die Größenverhältnisse durch die Ablenkung der Lichtstrahlen. Auch Kopfbewegungen nehmen die Augen nun kleiner oder größer wahr als die Gleichgewichtsorgane. Erst nach und nach stimmen sich visuelles und vestibuläres System wieder aufeinander ein. Schlimmer noch wird es mit bi- und trifokalen Gläsern, die Regionen unterschiedlicher Brechkraft für die Fern- und Nahsicht enthalten, denn Blickwinkel und Größenverhältnisse ändern sich je nach der benutzten Zone. Das alles können Sie mit einer fremden Brille selbst einmal ausprobieren.

Behandlung

Für die Praxis läßt sich daraus eine einfache Regel ableiten: Wenn eine neue Brille Schwindel verursacht, sollte man sie nicht absetzen oder im Wechsel mit der alten tragen, sondern sich Zeit zur Gewöhnung lassen. Im Zweifelsfall helfen Kontaktlinsen, die aufgrund ihrer Nähe zum Auge weniger unerwünschte Brechungseffekte haben.

Höhenschwindel

Höhenschwindel ist ebenfalls ein visueller Schwindel und meist ohne Krankheitswert. Beim Blick aus der Höhe kann das visuelle System nicht mehr zum Gleichgewicht beitragen. Normalerweise erkennen die Augen eine Schwankung des eigenen Körpers daran, daß sich ein feststehendes Sehziel im Blickfeld zu verschieben scheint. Je näher das Objekt ist, desto größer wird die Verschiebung, die das Auge ausgleichen muß (probieren Sie es aus!). Wenn alle Sehziele dagegen weit entfernt sind, werden Körperschwankungen nicht mehr visuell entdeckt, weil die Verschiebung zu gering ist. Es bleibt also nur die sensible Eigenwahrnehmung des Körpers, um Schwankungen zu erkennen. An Plätzen in der Höhe ist es daher hilfreich, möglichst viele Informationen zur Orientierung und Vergewisserung heranzuziehen, also nahe Sehziele im Auge zu behalten, eine feste Standfläche zu suchen und sich am Geländer festzuhalten.

Psychische Faktoren

Die Anfälligkeit für Höhenschwindel ist allerdings von Mensch zu Mensch sehr verschieden: Der eine klettert schwindelfrei auf steilem Grat, der andere glaubt schon den Halt zu verlieren, wenn er über eine Brücke geht. Hier kommt die Psyche ins Spiel, etwa die angstvolle Vorstellung, in die Tiefe gerissen zu werden. Ebenso wie andere Ängste, die an bestimmte Situationen und Auslöser gebunden sind, läßt sich Höhenschwindel mit verhaltenstherapeutischen Übungen oft gut beeinflussen (siehe Kapitel 10). Als Vorbild mag Johann Wolfgang von Goethe dienen, der sich selbst von seiner Höhenangst befreite:

Besonders aber ängstigte mich ein Schwindel, der mich jedesmal befiel, wenn ich von einer Höhe herunterblickte. Allen diesen Mängeln suchte ich abzuhelfen, und zwar, weil ich keine Zeit verlieren wollte, auf eine etwas heftige Weise... Ich erstieg ganz allein den höchsten Gipfel des Münsterturms und saß in dem sogenannten Hals, unter dem Knopf oder der Krone, wie mans nennt, wohl eine Viertelstunde lang, bis ich es wagte, wieder heraus in die freie Luft zu treten, wo man auf einer Platte, die kaum eine Elle ins Gevierte haben wird, ohne sich sonderlich anhalten zu können, stehend das unendliche Land vor sich sieht... Es ist völlig, als wenn man sich auf einer Mongolfiere in die Luft erhoben sähe. Dergleichen Angst und Qual wiederholte ich so oft, bis der Eindruck mir ganz gleichgültig ward, und ich habe nachher, bei Bergreisen und bei geologischen Studien, bei großen Bauten, wo ich mit den Zimmerleuten um die Wette über die freiliegenden Balken und über die Gesimse des Gebäudes herlief, ja in Rom, wo man eben dergleiche Wagstücke ausüben muß, um bedeutende Kunstwerke näher zu sehen, von jenen Vorübungen großen Vorteil gezogen. (J.W.v.Goethe, Dichtung und Wahrheit, zweiter Teil, neuntes Buch)

Schwindel durch Augenbewegungsstörungen

Unter einem störenden Wackeln der Umwelt und Schwindel leiden Patienten mit einem *Spontannystagmus*, deren Augen ständig in einer ruckenden oder pendelnden Bewegung sind. Hervorgerufen wird ein solcher Nystagmus durch Erkrankungen des Gleichgewichtsorgans, des Hirnstamms und des Kleinhirns. Wie bereits im dritten Kapitel beschrieben, kann man das Unbehagen einer solchen Störung erfahren, indem man ein Auge mit der Hand abdeckt und das andere von der Seite her rhythmisch antippt. Einige Formen des Spontannystagmus lassen sich medikamentös durch den Wirkstoff Baclofen (Lebic, Lioresal) unterdrücken.

Visueller Schwindel kann schließlich auch durch *Lähmungen der Augenmuskeln* hervorgerufen werden. Dabei geraten die Augen in eine Schielstellung, die zum Doppeltsehen führt. Ein Selbstversuch hilft, davon eine Vorstellung zu bekommen: beide Augen offen halten, mit dem Zeigefinger von rechts gegen das rechte Auge drücken, bis Doppelbilder auftreten, dabei umherblicken und den Kopf bewegen. Zum Schwindel kommt es, weil die Doppelbilder die Orientierung im Raum erschweren und die Augen nicht wie gewohnt alle Kopfbewegungen ausgleichen können. Deckt man das betroffene Auge ab, legt sich auch der Schwindel. Zum Üben des kranken Auges kann es jedoch sinnvoll sein, mit beiden Augen abwechselnd oder gleichzeitig zu schauen.

Augenmuskellähmungen können durch zahlreiche Erkrankungen des Gehirns, der Augenmuskelnerven und der Augenmuskeln selbst hervorgerufen werden. Wenn Doppelbilder auftreten, sollte daher immer ein Neurologe aufgesucht werden, der die Ursache ergründet und die geeignete Behandlung einleitet. In einigen Fällen bilden sich Augenmuskellähmungen nicht vollständig zurück; dann kann eine sogenannte Prismenbrille helfen, die Doppelbilder wenigstens beim Geradeausblick zu unterdrücken.

Einbußen der Sehkraft tragen vor allem im Alter zu Schwindel und Gleichgewichtsstörungen bei (siehe Kapitel 13).

Visueller Schwindel kann durch ungewohnte Sehreize ausgelöst werden und geht oft mit einer illusionären Bewegung des eigenen Körpers einher. Er erklärt sich aus der engen Zusammenarbeit des visuellen und des vestibulären Systems bei der Steuerung des Gleichgewichts. Unwillkürliche Augenbewegungen und Lähmungen der Augenmuskeln können ebenfalls einen visuellen Schwindel verursachen.

6 Wie auf Watte – Körperwahrnehmung und Schwindel

Die Eigenwahrnehmung des Körpers ist ein siebter Sinn, dessen Beitrag zum Gleichgewicht uns wenig bewußt ist. Unablässig meldet er dem Gehirn über die sensiblen Nerven und die Rückenmarksbahnen die Spannung der Muskeln und die Stellung der Gelenke. Mit seiner Hilfe spüren wir auch mit geschlossenen Augen die Position der Körperglieder und alle Bewegungen – millimetergenau. Geht er verloren, müssen die Augen mühsam seine Funktion übernehmen. Einen solchen Fall beschreibt Oliver Sacks, der bekannte New Yorker Neurologe und Schriftsteller.

Ein Patient, Charles D., wurde zu uns überwiesen, weil er häufig Schwindelanfälle hatte, stolperte und hinfiel. Die Vermutung, daß bei ihm eine Störung des vestibulären Systems vorlag, hatte sich nicht bestätigt. Bei näherer Befragung stellte sich heraus, daß er keineswegs an Schwindelanfällen litt, sondern das Opfer zahlreicher, sich ständig verändernder räumlicher Sinnestäuschungen war: Plötzlich schien der Boden weiter entfernt zu sein, dann wieder kam er mit einemmal näher, er neigte, hob und senkte sich, er verhielt sich – um es mit Charles D.s Worten auszudrücken – »wie ein Schiff in schwerer See«. Infolgedessen schwankte auch er selbst hin und her, es sei denn, er sah hinab auf seine Füße. Er mußte hinsehen, wenn er die Beschaffenheit des Bodens oder die Haltung seiner Füße überprüfen wollte – sein Gefühl war höchst unbeständig und unzuverlässig geworden... Wir stellten bald fest, daß er an akuter Rückenmarksschwindsucht (Tabes) und an einer Art von sensorischem Wahn, an Eigenwahrnehmungstäuschungen litt. (Oliver Sacks: Der Mann, der seine Frau mit einem Hut verwechselte, Rowohlt Taschenbuch, Reinbek 1990)

Wie macht sich eine gestörte Körperwahrnehmung bemerkbar?

Viele Patienten empfinden eine gestörte Körperwahrnehmung zunächst als Schwindel. Erst nach einigem Überlegen nennen sie die Gangunsicherheit als eigentliche Ursache ihrer Beschwerden. Häufig ist gleichzeitig die sensible Wahrnehmung der Haut beeinträchtigt, so daß die Fußsohlen den Boden nicht gut spüren können. Dann erscheint der Untergrund weich, nachgebend oder bewegt, so als liefe man auf Watte oder auf Eiern. Im Dunkeln nimmt die Gangunsicherheit zu, da die Gleichgewichtskontrolle durch die Augen fortfällt.

Erkrankung der peripheren Nerven (Polyneuropathie) und des Rückenmarks

Eine Störung der Körperwahrnehmung beruht häufig auf einer Erkrankung der peripheren Nerven, einer *Polyneuropathie*, seltener auf einer Rückenmarksschädigung. Für Polyneuropathien wiederum gibt es über hundert verschiedene Ursachen, an der Spitze stehen die Zuckerkrankheit (Diabetes) und der Alkoholmißbrauch (siehe Kapitel 14). Die Behandlung richtet sich nach der Grunderkrankung. Ein Stock kann helfen, das Gleichgewicht zu verbessern. Zum einen dient er als Stütze, zum anderen stellt er über die (meist weniger geschädigten) Handnerven den Gefühlskontakt zum Boden her, den die Beine verloren haben.

Können Erkrankungen der Halswirbelsäule Schwindel auslösen?

Heiß umstritten ist unter Neurologen und HNO-Ärzten die Frage: Gibt es den *zervikalen Schwindel*, der von der Halswirbelsäule und ihren Muskeln ausgeht? Auch hier geht es um die

Eigenwahrnehmung des Körpers, und zwar um die Stellung und Drehung des Kopfes gegenüber dem Rumpf. Es ist bekannt, daß die tiefen Nackenmuskeln ihre Spannung und Bewegung an das Gleichgewichtszentrum im Hirnstamm melden und damit zur Gleichgewichtsregulation im Hirnstamm beitragen. Es ist aber fraglich, ob das gemeinsame Auftreten der allgemein häufigen Beschwerden Schwindel und Nackenschmerzen auch einen ursächlichen Zusammenhang nahelegt. Immer wieder wird ein zervikaler (vom Nacken und Hals ausgehender) Schwindel beispielsweise bei Schleuderverletzungen der Halswirbelsäule nach Verkehrsunfällen vermutet. Dabei wird leicht übersehen, daß durch den Aufprall das Gleichgewichtsorgan und der Hirnstamm ebenfalls häufig verletzt werden und Schwindel auslösen können (siehe Kapitel 11).

Leider gibt es bislang keinen verläßlichen Test für die Gleichgewichtsfunktion des Halses. Der Nachweis von knöchernen Veränderungen an der Halswirbelsäule reicht zur Diagnose nicht aus, da diese ab dem 40. Lebensjahr eher die Regel als die Ausnahme sind. Damit bleibt der zervikale Schwindel immer eine Verdachtsdiagnose nach dem Ausschluß anderer Ursachen. Der Erfolg einer fachgerechten Manualtherapie, die mittels Massage und geführten Bewegungen auf eine Lockerung der betroffenen Muskulatur abzielt, kann in manchen Fällen die Diagnose stützen. Vor dem chiropraktischen »Einrenken« der Halswirbelsäule muß dagegen gewarnt werden, seit dabei lebensbedrohliche Durchblutungsstörungen des Gehirns vorgekommen sind.

Sensible Störungen beeinträchtigen das Gleichgewicht, wenn die Stellung der Körperglieder nicht erkannt und der Boden unter den Füßen nicht sicher gespürt wird. Häufige Ursachen sind Erkrankungen der peripheren Nerven und des Rückenmarks. Ob Erkrankungen der Halswirbelsäule Schwindel auslösen können, ist umstritten.

7 Fehltritt – Körpermotorik und Schwindel

Motorisches System und Gleichgewicht

Das Wort Motorik bezeichnet die Planung, Koordination und Ausführung von Körperbewegungen. Zum motorischen System gehören Teile der Hirnrinde, das Kleinhirn, die Bewegungszentren in der Tiefe des Gehirns, die motorischen Fasern des Rückenmarks und der peripheren Nerven und die Muskeln. Unaufhörlich reagiert das motorische System auf die Meldungen der Sinnesorgane, welche die Körperbewegungen und die sich ständig verändernde Umwelt registrieren. Für rasche Reaktionen, wie sie die Gleichgewichtsregulation erfordert, greift es auf programmierte Bewegungsabläufe und Reflexe zurück.

Erkrankungen des motorischen Systems

Motorische Gleichgewichtsstörungen werden meist als Gangunsicherheit, gelegentlich auch als Schwankschwindel wahrgenommen. Die Art der Gangstörung hängt von der Erkrankung und vom Ort der Schädigung ab. Ist beispielsweise das *Kleinhirn* betroffen, so werden die Schritte breitbeinig, ausfahrend wakkelig und verfehlen ihr Ziel. Bei der *Parkinson-Erkrankung* ist der Gang dagegen kleinschrittig schlurfend und bisweilen mit einer Starthemmung beim Loslaufen verbunden. Im fortgeschrittenen Stadium versagen die Gleichgewichtsreflexe, die man zum Ausgleich unerwarteter Bewegungen braucht, etwa um bei einer Vollbremsung im Bus nicht zu fallen.

Bei einem Schwankschwindel, der mit Gangunsicherheit

oder einer sichtbaren Veränderung des Gangbilds einhergeht, sollte ein Neurologe aufgesucht werden. Die Behandlung richtet sich nach der zugrundeliegenden Erkrankung und hat ihren Schwerpunkt in der Krankengymnastik, zum Beispiel bei Kleinhirnstörungen, oder in der medikamentösen Therapie, wie bei der Parkinson-Erkrankung.

Erkrankungen des motorischen Systems beeinträchtigen die rasche und sichere Ausführung der Gleichgewichtsreaktionen und können zu Gangunsicherheit und Schwankschwindel führen.

8 Mein schönstes Ferienerlebnis – Reisekrankheit

Die Reise- oder Bewegungskrankheit wird auch Luft- oder Seekrankheit genannt, wenn sie im Flugzeug oder auf dem Schiff auftritt. Jeder Mensch kann bewegungskrank werden. Die Anfälligkeit ist jedoch individuell verschieden. Auf den Fähren, die den Ärmelkanal überqueren, erkranken etwa 7 %, bei Atlantikfahrten 25 % der Passagiere. Frauen sind anfälliger als Männer. Noch empfindlicher sind größere Kinder, während Säuglinge und Kleinkinder unter zwei Jahren resistent sind. Auch Hunde, Katzen, Pferde, Vögel und sogar Fische können bewegungskrank werden.

Symptome

Die Reisekrankheit beginnt mit Schwindel, allgemeinem Unwohlsein, Müdigkeit, Gähnen und Blässe; kalter Schweiß tritt auf die Stirn, der Speichelfluß nimmt zu. Häufig gesellt sich eine Empfindlichkeit gegen Gerüche hinzu sowie ein Druck im Kopf und Oberbauch. Schließlich kommt es zu Übelkeit, Würgreiz und Erbrechen. Mit dem Schwindel schwindet auch die gute Laune. Die Beschwerden klingen nach Beendigung der Reise innerhalb einiger Stunden ab. Sie bessern sich auch bei andauerndem Bewegungsreiz, etwa auf längeren Schiffspassagen – nur dauert das drei bis sechs Tage.

Wann macht Bewegung krank?

Die Ursache der Reisekrankheit ist nicht einfach ein lang anhaltender oder heftiger Bewegungsreiz; auch im Alltag und beim Sport sind wir ständig in Bewegung, ohne daß uns schwindelig und übel wird. Um eine Reisekrankheit auszulösen, müssen die Bewegungsreize *ungewohnt, unerwartet* und *widersprüchlich* sein:

– Ungewohnte Bewegungen

Daß es einen Unterschied macht, ob man an bestimmte Bewegungen gewöhnt ist oder nicht, zeigt sich daran, daß erfahrene Seemänner den stärksten Wellengang seelenruhig ertragen, während manche Landratte schon speien muß, kaum daß die Hafenboje passiert ist. Auch das Nachlassen der Beschwerden nach einigen Tagen auf See beruht auf Gewöhnung.

– Unerwartete Bewegungen

Warum wird nie dem Fahrer eines Autos schlecht sondern immer nur seinen Passagieren? Der Fahrer weiß als einziger, welche Bewegung er im nächsten Augenblick zu erwarten hat. Jede Drehung, jede Beschleunigung und jedes Bremsen hat er im Geist vorweggenommen, bevor er sie mit Lenkrad, Gas- und Bremspedal selbst herbeiführt. Der erwartete und der tatsächliche Reiz stimmen also überein, ebenso wie bei einer Eigenbewegung des Körpers. Anders ergeht es den Passagieren: Ohne ihr Zutun und damit oft unerwartet werden sie um die Kurven geschwungen, durch Schlaglöcher gerumpelt, in Fahrt und zum Halten gebracht.

– Widersprüchliche Sinnesmeldungen

Besonders unangenehm sind einander widersprechende Sinnesreize, beispielsweise beim Lesen während der Autofahrt. Die Augen sehen nur das unbewegte Innere des Wagens und melden einen Stillstand, während das Gleichgewichtsorgan die Fahrbewegung wahrnimmt. Aus dem gleichen Grund wird man in der Kajüte rascher seekrank als auf Deck, wo die Augen die Schiffsbewegungen am Horizont abgleichen können. Ungewohnt und widersprüchlich zugleich ist die Kombination von aktiven und passiven Kopfbewegungen, etwa beim Gesellschaftstanz auf hoher See.

Fallbeispiel: Familie F. fährt in den Urlaub. Endlich beginnen die Ferien! Es geht in die Berge! Die Koffer sind gepackt, die gute Laune steigt. Die Sitzordnung im Auto ist wie immer: Vater am Steuer, Mutter daneben, Kinder hinten. Los geht die Fahrt: Anfahren, Bremsen, Kurve rechts, Kurve links. Vater summt fröhlich vor sich hin, Mutter schaut in die Straßenkarte, die Kinder lesen still ihre Comics. Da tönt es von der Rückbank: »Mir wird schlähecht!« Der Vater antwortet: »Schau in dein Buch, mein Sohn, dann geht es dir gleich besser!« Kurz darauf meldet sich die kleine Schwester: »Anhalten, ich muß brechen!« Vater wird ärgerlich: »Was stellt ihr euch so an? Fahr' ich etwa nicht gut?« Als er seine Tochter würgen hört, bremst er am Wegesrand und rettet damit das Polster der Rückbank. Die Kinder verweigern die Weiterfahrt. Verzweifelt blickt Vater F. seine Frau an: »Sag' du doch was!« »Mir ist auch ganz übel«, antwortet sie bleich. Kaum 50 Kilometer weit gekommen, beschließt Familie F. die Rückkehr nach Hause. Noch am selben Tag will man den Hausarzt konsultieren, ob denn gegen diese Reisekrankheit kein Kraut gewachsen sei.

Verhaltensregeln

Wie kann sich Familie F. das nächste Mal verhalten, um nicht wieder der Reisekrankheit zum Opfer zu fallen?

1. Die Mutter sollte selber fahren, da sie anfällig ist.
2. Alle sollten aus dem Fenster schauen, um widersprüchliche Sinnesreize zu vermeiden.
3. Der Kopf sollte an die Nackenstütze gelehnt werden, um ungewohnten kombinierten Bewegungen vorzubeugen.
4. Schließlich kann auch ein Nickerchen auf der Rückbank helfen, da im Liegen seltener Beschwerden auftreten als in aufrechter Haltung.

Eine umwelt- und magenfreundliche Alternative wäre der Urlaub mit der Eisenbahn, die keine Reisekrankheit auslöst, weil ihre Kurven weit und ihre Bremswege lang sind. Auch auf dem Fahrrad ist noch keinem schlecht geworden: alle Bewegungen sind selbstgemacht, vorhersehbar und eindeutig.

Medikamente

Wer sein Verkehrsmittel nicht frei wählen kann und empfindlich reagiert, kann sich medikamentös vor der Reisekrankheit schützen. Gut wirksam ist das Scopolamin-Pflaster (Scopoderm TTS), das für eine kontinuierliche Aufnahme des Wirkstoffs über die Haut sorgt. Bewährt haben sich auch Antihistaminika wie Dimenhydrinat (siehe Kapitel 17). Aber Vorsicht: Alle Medikamente gegen die Reisekrankheit wirken dämpfend und können die Fahrtauglichkeit herabsetzen!

Die Reisekrankheit entsteht durch anhaltende Bewegungsreize, die ungewohnt, unerwartet und widersprüchlich sind. Zur Vorbeugung sollte man einige Verhaltensregeln beachten. Wer besonders anfällig ist, kann sich medikamentös schützen.

9 Aus dem Gleichgewicht – Schwindel der Seele

Schwindel wird oft durch seelische Störungen verursacht. In spezialisierten Schwindelambulanzen wird die Diagnose »*psychogener Schwindel*« bei rund einem Fünftel der Patienten gestellt. Häufig verbirgt sich hinter dem Symptom Schwindel eine Angsterkrankung, seltener eine Depression. Ein psychogener Schwindel kann aber auch durch eine organische Schwindelerkrankung ausgelöst werden.

Angsterkrankungen

Unter Angsterkrankungen leiden etwa fünf Prozent der Bevölkerung, Frauen etwas häufiger als Männer. Wenn die Angst dauernd vorhanden ist, spricht man von einer *generalisierten Angststörung*. Zeitlich begrenzte, anfallsartige Ängste werden dagegen als *Panikattacken* bezeichnet. An bestimmte Auslöser gebundene Ängste, beispielsweise vor Tieren, Höhe oder Dunkelheit, nennt man *Phobien*. Häufig sind Panikattacken im Rahmen der *Platzangst* oder *Agoraphobie*, womit die Angst bezeichnet wird, auf die Straße zu gehen, sich im Supermarkt, Kaufhaus oder Kino aufzuhalten, Fahrstühle oder Rolltreppen zu benutzen und Bus oder U-Bahn zu fahren.

Diese auf den ersten Blick so unterschiedlichen Situationen haben eines gemeinsam: Es fehlt ein sofort nutzbarer Fluchtweg. In der Erwartung, die einmal erlebte Angst würde immer wieder auftreten, meiden die Betroffenen die auslösenden Situationen, wobei sie in schweren Fällen unfähig werden, die Wohnung zu verlassen. Wenn Panikattacken ohne äußere Auslöser auftreten, sind oft angstbesetzte Gedanken im Spiel, die jedoch unbewußt bleiben können. Gelingt es, sich an die Situation zu erinnern, in der die erste Panikattacke auftrat, werden die Zusammenhänge oft deutlich.

Symptome der Angst

Panikattacken spürt man vor allem mit dem Körper: Hitzewallungen, Schwitzen, Zittern, Herzrasen, Druck oder Schmerzen in der Brust, Luftnot bis zum Erstickungsgefühl, Übelkeit, Harn- und Stuhldrang, Durchfall, Kopfdruck, Rauschen im Kopf, Benommenheit, Schwankschwindel, Gang- und Standunsicherheit,»weiche Knie«, ein allgemeines Schwächegefühl und Mißempfindungen an der Haut können in unterschiedlichen Kombinationen auftreten. Zur psychischen Seite der Angst gehört bei vielen Menschen das Gefühl, hilflos ausgeliefert zu sein oder von etwas Übermächtigem überrollt zu werden, bei anderen die Befürchtung »durchzudrehen«, verrückt oder ohnmächtig zu werden und bisweilen sogar Todesangst. Viele Patienten leiden zwischen den Attacken zudem unter den Symptomen chronischer Angst: unter innerer Unruhe, Reizbarkeit, Schlafstörungen, Muskelverspannungen, Abgeschlagenheit und depressiver Verstimmung.

Panikattacken ohne Angst

Daß Panikattacken ganz ohne subjektive Angst, also rein körperlich erlebt werden können, wußte schon Sigmund Freud, der Vater der Psychoanalyse: »Das ganze des Anfalls kann durch ein einzelnes, intensiv ausgebildetes Symptom vertreten werden, durch ein Zittern, einen Schwindel, eine Herzpalpitation (Herzklopfen), eine Atemnot; und das Gemeingefühl, an dem wir die Angst erkennen, kann dabei fehlen oder undeutlich geworden sein. Und doch sind diese Zustände ... der Angst gleichzustellen.« (Sigmund Freud, Vorlesungen zur Einführung in die Psychoanalyse, Bd. 1, Frankfurt, S.Fischer, 1969). Kein Wunder, daß viele Patienten organische Ursachen für ihre Beschwerden vermuten und frustriert immer neue Ärzte aufsuchen.

Schwindel bei Panikattacken

Schwindel im Rahmen einer Panikattacke wird von den Betroffenen verschiedenartig beschrieben: als Benommenheit oder Leere im Kopf, als schwankende Bewegung des Bodens, der Umwelt oder des eigenen Körpers, als Unsicherheit beim Stehen und Gehen, als Gefühl eines drohenden Sturzes oder einer nahenden Ohnmacht. Oft bessert sich der Schwindel in Anwesenheit einer Begleitperson, im Sitzen oder im Liegen. Kopfbewegungen können dagegen den Schwindel verstärken, indem sie scheinbare Umweltbewegungen hervorrufen. Alle Varianten des angstbedingten Schwindels können als andauerndes Symptom auch außerhalb und unabhängig von Panikattacken auftreten.

Patienten, die während einer Panikattacke unter Atembeklemmung leiden, beginnen oft vertieft zu atmen, zu *hyperventilieren*. Über einen Reflex führt die Hyperventilation zu einer Minderung der Hirndurchblutung: auch dadurch wird Schwindel ausgelöst (das können Sie selbst einmal ausprobieren!). Andere Folgen der Hyperventilation sind Mundtrockenheit, Kribbeln der Hände und des Mundes, gelegentlich auch Verkrampfungen der Hände und Füße.

Fallbeispiel: Ein 37jähriger Bankangestellter klagt über Schwindelattacken, die ihn seit etwa einem Jahr plagen. Wie aus heiterem Himmel beginnt dabei der Boden zu schwanken, alles um ihn herum gerät in Bewegung, so daß er befürchtet, den Halt zu verlieren und zu stürzen; so weit ist es jedoch noch nie gekommen. Gleichzeitig spürt er, wie sein Herz klopft und der Schweiß ausbricht. Ihm ist aufgefallen, daß diese Attacken regelmäßig in der U-Bahn oder beim Autofahren auftreten. Wenn er aussteigt, klingen die Beschwerden nach einiger Zeit ab. Um weiteren Anfällen vorzubeugen, geht er inzwischen zu Fuß zur Arbeit, auch wenn er dadurch viel Zeit verliert. Auf die Frage, ob er denn während der Anfälle Angst habe, antwortet er: »Das ist doch klar, wenn sich alles bewegt und ich jeden Augenblick fallen könnte!« Später erwähnt er, daß er sich beruflich überfordert fühlt, seit er vor einem Jahr befördert wurde.

Behandlung von Panikattacken: Verhaltenstherapie

Mit der Verhaltenstherapie als wirksamster Behandlungsmethode werden etwa 75 % der Betroffenen dauerhaft beschwerdefrei. Das Prinzip der Verhaltenstherapie besteht darin, die angstauslösenden Situationen nicht zu meiden, sondern sie immer wieder aufzusuchen und auszuhalten – bis die Angst nachläßt. Die Übungen werden nach zunehmender Schwierigkeit gestaffelt und in der Regel von einem erfahrenen Therapeuten begleitet. Inzwischen gibt es jedoch auch erprobte Programme zur Selbstbehandlung (siehe Literaturverzeichnis).

Medikamentöse Behandlung

Angst läßt sich durch Beruhigungsmittel, sogenannte *Tranquilizer* dämpfen (zum Beispiel Valium, Librium, Lexotanil). Bei Daueranwendung nimmt die Wirkung jedoch schon nach wenigen Wochen ab, so daß die Dosis gesteigert werden muß, um den angstlösenden Effekt zu erhalten. Nach dem Absetzen tritt die Angst umso stärker hervor; hinzu kommen Entzugserscheinungen wie Schwitzen, Zittern und gelegentlich auch epileptische Anfälle. Mit anderen Worten: Es entsteht eine psychische und körperliche Abhängigkeit. *Daher sind Tranquilizer für die Langzeitbehandlung von Angsterkrankungen gänzlich ungeeignet und können allenfalls als Teil eines Behandlungsplans eine kurzfristige Entlastung schaffen.*

Antidepressiva (zum Beispiel Saroten, Aponal, Sinquan) haben ebenfalls eine angstlindernde Wirkung, jedoch ohne das Risiko einer Abhängigkeit. Da sie aber die Angst nicht überwinden, sondern nur dämpfen, können sie eine Psychotherapie nicht ersetzen. Ihre möglichen Nebenwirkungen wie Zittern, Mundtrockenheit oder Schwindel können mit Angstsymptomen verwechselt werden und damit die Therapie erschweren. Einige körperliche Symptome von Panikattacken, wie Zittern und Herzrasen, lassen sich durch sogenannte Betablocker günstig beeinflussen.

Depressionen

Auch Depressionen können sich durch körperliche Symptome bemerkbar machen, während die seelische Verstimmung unbewußt bleibt. Schwindel zählt dabei neben Schlafstörungen, Müdigkeit, Kopf- und Gliederschmerzen zu den häufigen Beschwerden. Die Betroffenen schildern ihren Schwindel meist als Leere oder Nebel im Kopf, als Schleier, der sich über Wahrnehmung und Denken legt, als Benommenheit oder als Unsicherheit beim Gehen. Die psychotherapeutische Behandlung zielt auf die Lösung der depressiven Verstimmung; bei schwereren Fällen kommt auch eine medikamentöse antidepressive Therapie in Betracht.

Psychogener Schwindel bei körperlichen Erkrankungen

Gar nicht so selten entsteht ein psychogener Schwindel auf dem Boden einer körperlichen Erkrankung. So kann beispielsweise die Verunsicherung, die der Ausfall eines Gleichgewichtsorgans hervorruft, über dessen Heilung hinaus anhalten. Die Betroffenen spüren ängstlich in sich hinein und vermeiden jede Bewegung, um nur keinen Schwindel auszulösen. Ebenso leben viele Patienten mit einer Menière-Erkrankung in ständiger Angst vor einer neuen Attacke und scheuen vor jeder größeren Unternehmung zurück. Erwartungsangst und Selbstbeobachtung können selbst wiederum Panikattacken auslösen und so die Vorstellung verfestigen, körperlich krank zu sein.

Ähnlich geht es vielen alten Menschen, die nach einem Sturz einige Zeit bettlägerig werden. Oft hatten sie aus vielerlei Gründen schon vorher Mühe, das Gleichgewicht zu halten (siehe Kapitel 13), konnten aber noch stehen und gehen. Wenn es nun darum geht, wieder auf die Beine zu kommen, klagen sie über vermehrten Schwindel und Gangunsicherheit, zögern bei jedem Schritt und klammern sich hilfesuchend an alles, was sie zu fassen bekommen. Die plötzliche Behinderung erklärt sich aus der Verunsicherung, aus der ängstlichen Erwartung, erneut zu stürzen. Mit einer einfühlsamen und ermutigenden Krankengymnastik gelingt es meist, diesen Patienten das Vertrauen in ihren Körper zurückzugeben.

Psychische Erkrankungen können sich durch Schwindel äußern; dabei kann das seelische Leiden unbewußt bleiben. Psychogener Schwindel kommt bei Angsterkrankungen, Depressionen und als Reaktion auf organische Schwindelerkrankungen vor.

10 Blackout – Schwindel bei Herz- und Kreislauferkrankungen

Die Hirnrinde ist der Sitz des Bewußtseins und der Wahrnehmung. Ihre Nervenzellen sind mehr als alle anderen Körperzellen von beständiger Sauerstoffzufuhr über den Blutstrom abhängig. Bricht der Blutfluß ab, erlischt ihre Aktivität nach wenigen Sekunden – und damit auch das Bewußtsein: Blackout! Eine Mangelversorgung der Hirnrinde bei noch erhaltenem Bewußtsein ruft Schwindel hervor, und zwar im ursprünglichen Sinn des Wortes: ein Schwinden der Geistesklarheit, der Sinneswahrnehmung und der Körperkontrolle.

Kreislaufstörungen

Ursachen

Oft ist es ein Blutdruckabfall im Stehen, der die Mangeldurchblutung des Gehirns verursacht. Betroffen sind vor allem zwei Altersgruppen: Jugendliche in der Pubertät und alte Menschen. Die Wurzel des Übels liegt in einer unzureichenden Verengung der Haut- und Muskelgefäße, die in aufrechter Körperhaltung Blut abgeben müssen, damit das Gehirn ausreichend durchblutet wird. Während im Alter die Gefäßregulation durch verschiedene Erkrankungen dauerhaft verlorengehen kann, handelt es sich bei Jugendlichen meist um eine vorübergehende Anpassungsstörung zur Zeit des Wachstumsschubs.

Ein Blutdruckabfall wird durch besondere Umstände begünstigt wie rasches Aufstehen, langes bewegungsloses Stehen, Hitze, Übermüdung, Fasten und kohlehydratreiche Mahlzeiten, lange Bettlägerigkeit, Fieber und Durchfallerkrankungen. Andere Krankheiten wie Blutarmut (Anämie) oder eine arteriosklerotische Verengung der Hirngefäße verstärken den Sauerstoffmangel des Gehirns im Stehen. Auch Alkohol kann den Kreislauf schwächen, ebenso entwässernde und gefäßerweiternde Medikamente, die bei einer Verengung der Herzkranzgefäße, bei Herzschwäche und Bluthochdruck eingesetzt werden.

Kennzeichen des Kreislaufschwindels

Kreislaufschwindel läßt sich jedoch nicht nur an den typischen auslösenden Situationen erkennen, sondern auch daran, wie er erlebt wird, nämlich als Benommenheit, Leichtheit oder Leere im Kopf, als Verlangsamung oder Verwirrung des Denkens und manchmal als Entrückung von der Umwelt. Bei fortschreitender Mangeldurchblutung des Gehirns schwindet die Sinneswahrnehmung: Das Sehen wird unscharf, das Gesichtsfeld zieht sich zusammen oder verdunkelt sich, die Ohren scheinen zuzuklappen oder beginnen zu rauschen. Manchmal macht sich ein flaues Gefühl im Bauch oder Übelkeit bemerkbar, außerdem können Hitzewallungen, Schweißausbrüche und Standunsicherheit auftreten. Am Ende kann es sogar zu einer *Ohnmacht* mit kurzer Bewußtlosigkeit und Sturz kommen, die medizinisch als *Synkope* bezeichnet wird. Im Liegen wird das Gehirn dann wieder ausreichend durchblutet, so daß eine rasche Erholung eintritt.

Behandlung

Ein schwacher Kreislauf mit Blutdruckabfall im Stehen verursacht zwar lästige Beschwerden, ist jedoch meist harmlos, so daß eine medikamentöse Behandlung nur selten erforderlich ist. In der Regel helfen ein paar einfache vorbeugende Maßnahmen, den Kreislauf zu stabilisieren: langsames Aufstehen am Morgen, regelmäßiger Sport, Wechselduschen und Schlafen mit erhöhtem Oberkörper. Wenn der Schwindel naht, sollte man sich gleich hinsetzen oder hinlegen und die Beine hochlagern. In Situationen, wo das nicht möglich ist, hilft es, die Beine zu überkreuzen und alle Beinmuskeln anzuspannen. Diese Muskelpumpe führt dem Herzen das Blut zu, das für die Hirndurchblutung gebraucht wird.

Nur wenn der Schwindel diesen Maßnahmen trotzt oder immer wieder Ohnmachten mit Verletzungsgefahr auftreten, kommen Medikamente in Betracht. Als nützlich hat sich der Wirkstoff Fludrokortison erwiesen. Die häufig eingesetzten Substanzen Ephedrin und Dihydroergotamin sind dagegen meist unwirksam.

Bluthochdruck (Hypertonus)

Auch ein krankhaft erhöhter Blutdruck kann Schwindel auslösen, der typischerweise von Kopfschmerzen begleitet ist. Ursache ist die reflektorische Verengung der Hirngefäße, die vor allem bei Druckwerten über 200 mm Hg (Quecksilber) auftritt und zu einer Minderdurchblutung des Hirngewebes führt.

Herzerkrankungen

Herzrhythmusstörungen können ebenfalls die gleichmäßige Durchblutung des Gehirns unterbrechen. Nicht nur das Aussetzen des Herzschlags, sondern auch ein stark beschleunigter Puls mit mehr als 220 Schlägen pro Minute läßt den Kreislauf versagen, da keine Zeit zur ausreichenden Füllung der Herzkammern bleibt. Herzrhythmusstörungen lösen Schwindel und Ohnmachten nicht nur im Stehen, sondern auch im Sitzen oder sogar Liegen aus. In seiner Art und seinen Begleitsymptomen gleicht dieser Schwindel ansonsten dem Kreislaufschwindel.

Betroffen sind überwiegend ältere Menschen, selten jüngere mit angeborenen Herzerkrankungen. Beim Verdacht einer Herzerkrankung sollte rasch ein Internist aufgesucht werden, damit rechtzeitig mit einer wirksamen und möglicherweise lebensverlängernden Therapie begonnen werden kann.

Zur Diagnostik reicht manchmal ein einfaches EKG, das die Herzaktion über etwa eine Minute registriert. In der Mehrzahl der Fälle ist es jedoch notwendig, den Herzschlag über 24 oder 48 Stunden mit Hilfe eines tragbaren Kassettengeräts aufzuzeichnen, um kurzzeitige Rhythmusstörungen zu entdecken. Die Therapie richtet sich nach der Grunderkrankung: Während einige Herzrhythmusstörungen medikamentös unterdrückt werden können, sind andere nur durch einen Herzschrittmacher in den Griff zu bekommen.

Benommenheit, Schwärze vor den Augen und Ohnmacht sind die Symptome einer vorübergehenden Mangeldurchblutung des Gehirns. Ursache sind – meist harmlose – Kreislaufstörungen, gelegentlich aber auch Herzerkrankungen, die rasch diagnostiziert und behandelt werden müssen.

11 Kopfnuß – Schwindel nach Schädelverletzungen

Schädelverletzungen sind dem Menschen bekannt, seit er zum ersten Mal versuchte, eine Kokosnuß von der Palme zu schütteln. Seither kennt er auch ihre Folgen: Zuerst kommt es zur Bewußtlosigkeit, dann treten Kopfschmerzen, Übelkeit und Erbrechen sowie Konzentrations- und Gedächtnisstörungen und auch Schwindel auf. Schwindel ist dabei keineswegs selten: Etwa 50 % der Patienten, die nach einer Schädelverletzung ins Krankenhaus aufgenommen werden, haben damit zu tun. Manchmal bleibt die Ursache des Schwindels trotz gründlicher Diagnostik unklar, die Mehrzahl der Fälle läßt sich jedoch einem der folgenden Krankheitsbilder zuordnen.

Felsenbeinfraktur

Bei schweren Schädelverletzungen kann das Felsenbein (siehe Abb. 1–1, S. 12) brechen, das neben der Hörschnecke auch das Gleichgewichtsorgan enthält. Ein Querbruch des Felsenbeins kann das Gleichgewichtsorgan oder den Gleichgewichtsnerven zerstören. Die Symptome gleichen denen der Neuritis vestibularis: Drehschwindel, Übelkeit, Erbrechen, Nystagmus und Fallneigung zur betroffenen Seite. Auch bei einem dauerhaften Ausfall des Gleichgewichtsorgans klingen sämtliche Beschwerden durch den Ausgleichsprozeß der *vestibulären Kompensation* innerhalb weniger Wochen wieder ab (siehe Kapitel 2). Wie bei der Neuritis vestibularis ist ein Gleichgewichtstraining sinnvoll (siehe Kapitel 18).

Absprengung von Otolithen

Die Otolithenorgane bestehen aus einer Schicht bewegungsempfindlicher Sinneszellen, denen winzige Kristalle aufgelagert sind. Sie helfen uns, die Richtung der Schwerkraft und damit die Vertikale wahrzunehmen sowie gerade Kopfbewegungen in jeder Richtung zu registrieren (siehe Kapitel 1). Da die Kristalle den Sinneszellen nur locker aufliegen, werden sie durch eine plötzliche Erschütterung des Kopfes leicht abgesprengt. Die nun ungleichmäßig beladenen Sinneszellen können die Richtung der Schwerkraft und der Kopfbewegungen nicht mehr zuverlässig bestimmen.

Die Betroffenen klagen über Schwankschwindel, vor allem bei Kopfbewegungen, über Gangunsicherheit und das Gefühl, wie auf »Eiern« oder Watte zu laufen. Die Beschwerden halten meist einige Tage an, längstens wenige Wochen, bis die verlorenen Kristalle nachgebildet sind. Ein Gleichgewichtstraining kann die Erholung fördern (siehe Kapitel 18).

Gutartiger Lagerungsschwindel

Wenn die abgelösten Kristalle in den hinteren Bogengang geraten, können kurze Drehschwindelattacken auftreten, die durch Veränderungen der Kopfposition ausgelöst werden. Dieser gutartige Lagerungsschwindel läßt sich durch ein Lagerungstraining gut behandeln (siehe Kapitel 3 und 18).

Verletzungen des Hirnstamms

Der Hirnstamm liegt an der Unterseite des Gehirns und enthält unter anderem die Kerne des Gleichgewichtsnerven – das Gleichgewichtszentrum. Bei schwereren Schädelverletzungen können hier Nervenzellen gequetscht werden, Nervenverbindungen abreißen oder kleine Blutungen entstehen, so daß die Verarbeitung der Gleichgewichtsinformation gestört wird.

Schwindel infolge einer Hirnstammverletzung kann monatelang anhalten. Körperliche Aktivität oder ein gezieltes Gleichgewichtstraining kann helfen, die Störungen auszugleichen, indem andere Sinnessysteme aktiviert werden, die zur Gleichgewichtsregulation beitragen.

Schleudertrauma der Halswirbelsäule

Das Schleudertrauma der Halswirbelsäule entsteht durch eine plötzliche Überstreckung der Halswirbelsäule und findet sich typischerweise bei Opfern von Auffahrunfällen. Ein schwankender Schwindel gehört neben Nacken- und Kopfschmerzen zu den häufigsten Symptomen. Zur Erklärung wird häufig angegeben, daß der Schwindel durch Verletzungen der kleinen Halsmuskeln und -gelenke hervorgerufen wird, die über die Halsnerven mit dem Gleichgewichtszentrum verbunden sind. Da aber Sinnesmeldungen vom Hals nur wenig zur Gleichgewichtsregulation beitragen und leicht durch andere Sinnessysteme ersetzt werden können, läßt sich ein ausgeprägter und anhaltender Schwindel so nicht befriedigend erklären (siehe Kapitel 6). In diesen Fällen ist eher an eine begleitende Absprengung von Otolithen oder an einen gutartigen Lagerungsschwindel zu denken.

Psychogener Schwindel

Eine Schädelverletzung kann zu einer schweren Lebenskrise führen, beispielsweise zu einer Konfrontation mit Krankheit und Tod, einer Erfahrung des Versagens und langer Arbeitsunfähigkeit oder der Auseinandersetzung mit Schuldgefühlen, etwa als Verursacher eines Verkehrsunfalls. Solche Belastungen können Ängste und Depressionen auslösen und damit einhergehend auch Schwindel (siehe Kapitel 9).

Schädelverletzungen können das Gleichgewichtssystem auf vielfältige Weise schädigen. Der Schwindel bessert sich zwar meist von allein, schneller jedoch mit krankengymnastischen Übungen.

12 Nicht nur Spiel und Spaß – Schwindel bei Kindern

Kinder leiden insgesamt seltener unter Schwindel als Erwachsene. Die Ursachen des Schwindels sind jedoch fast ebenso vielfältig.

Gutartiger Schwindel der Kindheit

Als gutartiger Schwindel der Kindheit wird eine Erkrankung bezeichnet, die zwischen dem ersten und vierten Lebensjahr beginnt. Das Hauptsymptom sind Drehschwindelattacken, die meist nur Sekunden oder Minuten anhalten und im Abstand von Tagen bis Monaten wiederkehren. Mit dem Schwindel kommt es zu Übelkeit, Erbrechen, Standunsicherheit und Nystagmus. Oft finden sich Familienmitglieder, die unter einer Migräne leiden. Obwohl der gutartige Schwindel der Kindheit meist ohne Kopfschmerzen auftritt, wird er heute als eine Variante der Migräne angesehen. Dafür spricht der spätere Übergang in eine typische Migräne, der bei einem Teil der Patienten beobachtet wird. Bei vielen Kindern verlieren sich die Attacken jedoch nach Monaten bis Jahren. Die einzelnen Schwindelanfälle sind so kurz, daß sie nicht behandelt werden müssen und können. Eine vorbeugende medikamentöse Therapie kommt nur bei sehr schweren und häufigen Attacken in Betracht (siehe Kapitel 4).

Gutartiger Lagerungsschwindel

Der gutartige Lagerungsschwindel gehört ebenfalls zu den häufigeren Schwindelformen des Kindesalters. Er kann spontan oder nach Schädelverletzungen auftreten (siehe Kapitel 3). Ebenso wie Erwachsene können Kinder das Lagerungstraining durchführen, mit dem sie den Schwindel in kurzer Zeit wieder loswerden (siehe Kapitel 18).

Schwindel durch Kreislaufstörungen

Während des Wachstumsschubs in der Pubertät können sich Störungen der Blutdruckregulation bemerkbar machen, vor allem in aufrechter Körperhaltung. Die typischen Symptome sind ein Gefühl der Kopfleere, Schwankschwindel, Blässe und das Schwarzwerden vor den Augen bis hin zur Ohnmacht. Die Behandlung stützt sich auf einfache Verhaltensmaßnahmen; Medikamente sind nur wenig wirksam (siehe Kapitel 10).

Reisekrankheit

Kinder unter zwei Jahren sind gegen die Reisekrankheit resistent. Später nimmt die Empfindlichkeit gegen Bewegungsreize zu und erreicht ihren Höhepunkt im Alter von zehn bis zwölf Jahren. Den lästigen Beschwerden läßt sich durch das Beachten einiger Verhaltensregeln und geeignete Medikamente vorbeugen (siehe Kapitel 8).

Seltene Ursachen

Wenn ein kindlicher Schwindel über Wochen oder Monate zunimmt und mit anderen Symptomen einhergeht wie Kopfschiefhaltung, Augenbewegungsstörungen oder Gangunsicherheit, kann ein *Tumor im Hirnstamm oder Kleinhirn* die

Ursache sein. Bildgebende Untersuchungen, wie die Computertomographie oder die Kernspintomographie des Gehirns, müssen dann rasch Klarheit schaffen.

Bakterielle Mittelohrentzündungen können das angrenzende Innenohr schädigen und so zu Hörstörungen und Schwindel führen. Auch die durch Viren hervorgerufene Entzündung des Gleichgewichtsnerven, die *Neuritis vestibularis,* kann bereits im Kindesalter auftreten, ebenso die *Menière-Erkrankung* (siehe Kapitel 2).

Selten werden *epileptische Anfälle* von Drehschwindel eingeleitet. Kennzeichen des epileptischen Schwindels ist die anschließende Bewußtseinsstörung, die meist einige Minuten dauert.

Wenn Kinder über Schwindel klagen, sollte das ernst genommen werden. Kindlicher Schwindel hat viele Ursachen, die meisten lassen sich gut behandeln.

13 Haltlos? – Schwindel im Alter

Alte Menschen klagen häufiger über Schwindel als junge. Das liegt zum einen an der natürlichen Alterung des Nervensystems, die sich auch auf die Gleichgewichtsfunktionen auswirkt. Zum anderen gibt es spezielle Alterskrankheiten, die das Gleichgewichtssystem schädigen. Hinzu kommen die bisher besprochenen Schwindelerkrankungen, die im Alter ebenfalls auftreten können.

Multisensorischer Schwindel

Der multisensorische Schwindel ist ein verbreiteter Plagegeist des Alters. Vor den Ärzten weiß er sich gut zu verbergen, denn bei der körperlichen Untersuchung finden sich meist keine großen Auffälligkeiten, sondern eher viele kleine: eine Sehstörung hier, eine Reflexabschwächung da, vielleicht eine Minderung der Berührungsempfindung an den Füßen. So erklärt sich auch die Bezeichnung »multisensorischer Schwindel«: Erst wenn *mehrere Sinneskanäle* nicht mehr gut arbeiten, tritt eine merkliche Gleichgewichtsstörung ein. Tatsächlich lassen alle am Gleichgewicht beteiligten Sinnesorgane im Alter nach: die Augen, die sensiblen Nerven und das Vestibularorgan, das wie das benachbarte Hörorgan an Empfindsamkeit verliert.

Wenn spezielle Alterserkrankungen hinzukommen, verschärft sich das Problem. So kann beispielsweise der Altersdiabetes sowohl die peripheren Nerven als auch die Netzhaut des Auges schädigen. Weitere Ursachen für Sehstörungen im Alter sind der graue Star (Katarakt) und der grüne Star (Glaukom).

Auch motorische Erkrankungen wie das Parkinson-Syndrom oder ein Schlaganfall mit halbseitiger Lähmung beeinträchtigen das Körpergleichgewicht, ebenso Gelenkerkrankungen, die die Beweglichkeit herabsetzen (siehe Kapitel 7).

Der multisensorische Schwindel wird als Schwankschwindel und als Unsicherheit beim Stehen und Gehen erlebt. Die Furcht vor Stürzen kann zu einer ängstlichen Vermeidungshaltung führen, bis zum Rückzug ins Bett. Durch den Übungsmangel gehen noch erhaltene Gleichgewichtsfunktionen verloren; wie in einem Teufelskreis verstärken sich Unsicherheit, Vermeidung und Angst. Einen sinnvollen Ansatz zur Behandlung bietet das Gleichgewichtstraining, das die vorhandenen Reserven aktiviert und gleichzeitig das körperliche Selbstvertrauen stärkt (siehe Kapitel 18).

Gutartiger Lagerungsschwindel

Der gutartige Lagerungsschwindel kommt in allen Altersgruppen vor, gehäuft jedoch jenseits der Lebensmitte (siehe Kapitel 3). Manche älteren Menschen haben Mühe, das Lagerungstraining (siehe Kapitel 18) selbst durchzuführen, sei es aus Angst vor den Schwindelattacken oder aus mangelnder Beweglichkeit. Dann hilft die Anleitung und Begleitung durch einen erfahrenen Krankengymnasten. Manchmal kann eine Aufnahme ins Krankenhaus sinnvoll sein.

Herzrhythmusstörungen

Nicht nur das Aussetzen des Herzschlags, auch eine stark beschleunigte Herzaktion kann die Hirndurchblutung herabsetzen und dadurch Schwindel auslösen. Ursache der Rhythmusstörungen sind meist Vorschädigungen des Herzens, etwa durch die im Alter häufige Arteriosklerose der Herzkranzgefäße (siehe Kapitel 10).

Arteriosklerose der Hirngefäße

Eine Arteriosklerose der Hirngefäße kann Drehschwindelattacken hervorrufen, wenn sie die kleinen Arterien verengt, die das Gleichgewichtsorgan oder das Gleichgewichtszentrum im Hirnstamm versorgen. Solche Schwindelanfälle dauern typischerweise einige Minuten und können einem bleibendem Ausfall des Gleichgewichtsorgans oder einem Schlaganfall vorausgehen. Rechtzeitig erkannt, läßt sich das Risiko eines Schlaganfalls durch eine niedrig dosierte Behandlung mit Acetylsalicylsäure (Aspirin, ASS-ratiopharm) wirksam senken (siehe Kapitel 2).

Eine hochgradige *Verengung beider Halsschlagadern* kann ebenfalls Schwindel auslösen, allerdings keinen Drehschwindel, sondern eher ein Gefühl der Benommenheit und der Kopfleere, wie es für die Minderdurchblutung der Hirnrinde typisch ist (siehe Kapitel 10).

Insgesamt wird Schwindel bei alten Menschen zu häufig auf eine Arteriosklerose der Hirngefäße geschoben und erfolglos mit sogenannten durchblutungsfördernden Mitteln behandelt. Andere, besser therapierbare Ursachen werden dabei leicht übersehen.

Medikamente

Viele alte Menschen nehmen über lange Zeit ärztlich verschriebene und selbst verordnete Medikamente ein, manchmal vier, fünf und mehr nebeneinander. Arzneimittel können Schwindel auslösen, indem sie entweder direkt auf das Gleichgewichtsorgan oder das Nervensystem einwirken oder über den Blutdruck die Hirndurchblutung senken. Oft verstärken sie eine schon vorhandene Gleichgewichtsstörung. Etliche Patienten bekommen nach dem Absetzen der verzichtbaren Medikamente wieder einen klaren Kopf – selbst wenn das »Schwindel-Präparat« aufgegeben wurde (siehe Kapitel 15).

Durch das Nachlassen der Sinnesfunktionen, die das Gleichgewicht steuern, kommt es im Alter oft zum multisensorischen Schwindel. Auch der gutartige Lagerungsschwindel ist im Alter häufig. Schwindel infolge einer gestörten Hirndurchblutung ist dagegen seltener, als allgemein angenommen wird.

14 Zum Wohl! – Alkohol und Schwindel

Schwindel kann auch ein Vergnügen sein! Warum sonst fahren wir Karussell, tanzen Walzer oder trinken ein, zwei Gläschen Sekt – vielleicht auch drei oder vier? Werden es allzu viele, dann kippt das Lachen ins Lallen, das Tanzen ins Torkeln und der leichte Schwips in einen elenden Schwindel.

Schwindel im Rausch

Alkohol hemmt vor allem die Funktionen des Kleinhirns: die Feinabstimmung der Körper- und Augenbewegungen. So erklären sich die Standunsicherheit, der schwankende Gang, die ausfahrenden Bewegungen und der Ungehorsam der Zunge.

Außerdem dringt der Alkohol rasch ins Gleichgewichtsorgan ein und ändert dort aufgrund seines geringen spezifischen Gewichts die mechanischen Eigenschaften des Bogengangsystems. Dadurch kommt es – auch ohne Bewegungsreiz – zu einer Erregung der Sinneszellen, die sich vor allem in der Seitenlage als unangenehmer Drehschwindel bemerkbar macht. Der Erfahrene weiß den Drehwurm zu mildern, indem er ein Bein aus dem Bett hängen läßt und sich über die sensible Wahrnehmung der Fußsohle »erdet«.

Patienten mit einer kompensierten Gleichgewichtsstörung (siehe Kapitel 2) können unter Alkoholeinfluß vorübergehend »dekompensieren«, also erneut die alten Beschwerden bekommen. Sie müssen sich daher beim Trinken zurückhalten.

Schließlich senkt Alkohol durch seine gefäßerweiternde Wirkung auch den Blutdruck, manchmal so sehr, daß die Hirndurchblutung unter eine kritische Grenze fällt. Schwindel,

Schwärze vor den Augen und Ohnmacht können die Folge sein (siehe Kapitel 10).

Gleichgewichtsstörungen bei chronischem Alkoholmißbrauch

Chronische Alkoholzufuhr führt häufig zu einer *Polyneuropathie*, einer Schädigung der peripheren Nerven, die sich zunächst mit Taubheit und Mißempfindungen an den Füßen bemerkbar macht. Später kommt eine Stand- und Gangunsicherheit hinzu, die sich im Dunkeln verstärkt (siehe Kapitel 6). Die Alkohol-Polyneuropathie bessert sich, wenn es gelingt, »trocken« zu bleiben und sich ausgewogen zu ernähren.

Langjähriger Alkoholmißbrauch geht häufig mit einer Fehlernährung einher, die einen bedrohlichen *Vitaminmangel* auslösen kann. Ein Mangel an Vitamin B_{12} (Cobalamin) beeinträchtigt in erster Linie die sensiblen Rückenmarksbahnen; die Gleichgewichtsstörung ähnelt der polyneuropathischen. Durch Ersatz der fehlenden Vitamine bilden sich die Störungen zumindest teilweise zurück.

Fehlt hingegen das Vitamin B_1 (Thiamin), kommt es zum Untergang von Nervenzellen, vor allem im Hirnstamm. Diese sich rasch entwickelnde Erkrankung heißt *Wernicke-Enzephalopathie* und geht mit Koordinationsstörungen, Gangunsicherheit, Doppelbildern, Nystagmus und Bewußtseinsstörungen einher. Nur die sofortige Gabe von Vitamin B_1 kann Todesfälle oder schwere Folgeschäden verhindern. Bei einigen chronisch alkoholkranken Patienten tritt eine dauerhafte *Kleinhirnschädigung* auf, die zu einer ausgeprägten Standunsicherheit führt. Sie ist vermutlich eine Variante der Wernicke-Enzephalopathie.

Schwindel und Gleichgewichtsstörungen im Alkoholrausch können zwar unangenehm sein, klingen aber rasch wieder ab. Ein chronischer Alkoholmißbrauch kann dagegen schwere und dauerhafte Schäden im Gleichgewichtssystem verursachen.

15 Leicht benebelt – Schwindel durch Medikamente

Es gibt wohl kaum ein Medikament, das nicht Schwindel als Nebenwirkung auslösen kann. Sogar Plazebos, Scheinmedikamente ohne medizinische Wirkstoffe, führen bei einem Teil der Behandelten zu Schwindel! Mancher Schwindel unter medikamentöser Therapie mag daher ebenfalls auf einem solchen »Plazeboeffekt« beruhen. Häufig jedoch lassen sich die Beschwerden organisch erklären. Neben Überdosierungen lösen vor allem rasche Dosissteigerungen, die dem Körper keine Zeit zur Anpassung lassen, Schwindel aus. Da aber auch bei richtiger Dosierung Schwindel auftreten kann, muß im Einzelfall immer wieder überprüft werden, ob ein Medikament wirklich erforderlich ist.

Medikamente, die das Gleichgewichtsorgan schädigen

Funktionsstörungen der Gleichgewichtsorgane durch Medikamente rufen – anders als der Ausfall eines Gleichgewichtsorgans – keinen Drehschwindel hervor, da beide Seiten etwa gleichmäßig betroffen sind. Vielmehr kommt es zu einer Stand- und Gangunsicherheit, besonders im Dunkeln. Außerdem scheint bei schnellen Kopfbewegungen die Umwelt zu wakkeln, weil die Ausgleichsbewegungen der Augen ausbleiben (siehe Kapitel 1).

Dauerhafte Schäden können vor allem durch Antibiotika aus der Gruppe der Aminoglykoside und durch einige tumorhemmende Medikamente (Zytostatika) verursacht werden. Die harntreibenden Substanzen Furosemid und Ethacrynsäure stören die vestibuläre Funktion allenfalls vorübergehend, ebenso der Wirkstoff Acetylsalicylsäure, der in zahlreichen Schmerzmitteln enthalten ist.

Medikamente, die die Funktion des Kleinhirns stören

Funktionsstörungen des Kleinhirns lassen das Stehen und Gehen unsicher, schwankend und breitbeinig werden. Die Augen- und Körperbewegungen verfehlen ihr Ziel. Dieses Versagen der motorischen Koordination wird subjektiv häufig als Schwindel wahrgenommen.

Am häufigsten werden Kleinhirnstörungen durch antiepileptische Medikamente wie Phenytoin, Carbamazepin, Primidon und Phenobarbital ausgelöst, außerdem durch sogenannte Tranquilizer, wie die Beruhigungsmittel aus der Gruppe der Benzodiazepine genannt werden. Nach Reduktion der Dosis klingen die Beschwerden wieder ab.

Zentral dämpfende Medikamente

Substanzen, die auf das gesamte Gehirn dämpfend wirken, erzeugen Schwindel auf mindestens zwei Wegen: Erstens verlangsamen oder hemmen sie die Signalverarbeitung im Gleichgewichtssystem, zweitens beeinträchtigen sie auch die Aktivität der Hirnrinde und damit die bewußte Wahrnehmung der Umwelt, die Reaktionsfähigkeit und das klare Denken. Das alles kann, vor allem zu Beginn der Behandlung, als Schwindel im Wortsinn empfunden werden, nämlich als Schwinden der Sinnes- und Geisteskräfte. Darüber hinaus senken einige dieser Medikamente den Blutdruck.

Die zentral dämpfenden Medikamente sind so zahlreich, daß sie hier nur als Substanzklassen genannt werden können: Schlaf-

und Beruhigungsmittel, Psychopharmaka zur Behandlung von Depressionen, Ängsten und Psychosen, Antiepileptika, Hustenblocker, muskelentspannende Medikamente, Schmerzmittel, Antihistaminika zur Behandlung von Allergien, Mittel gegen Erbrechen und schließlich auch schwindeldämpfende Medikamente (!).

Blutdrucksenkende Medikamente

Wenn ein starker Abfall des Blutdrucks die Hirndurchblutung herabsetzt, kommt es zu Schwindel, Blässe, vorübergehenden Sehstörungen und manchmal auch zur Ohnmacht (siehe Kapitel 11). Blutdrucksenkend wirken unter anderem Medikamente gegen Bluthochdruck, gefäßerweiternde und harntreibende Mittel, die meisten Psychopharmaka und Schlafmittel, einige Migränemedikamente und wiederum etliche schwindeldämpfende Substanzen.

Andere schwindelauslösende Medikamente

Zahlreiche andere Medikamente erzeugen bei einem Teil der Behandelten Schwindel, ohne daß der Mechanismus dieser Nebenwirkung genau bekannt ist. Dazu gehören Kortikosteroide, weibliche Geschlechtshormone, Antibiotika, herzstärkende Mittel vom Digitalistyp (Digitalis = Fingerhut), Medikamente gegen die Parkinson-Krankheit, Appetitzügler, Antidiabetika, Entzündungshemmer, Asthmamittel und Gichtmedikamente. Damit ist die Liste noch lange nicht vollständig. Im Zweifelsfall hilft der Beipackzettel weiter, der die möglichen Nebenwirkungen des Medikaments beschreibt.

Zahlreiche Medikamente können Schwindel auslösen. Bei der Behandlung des medikamentösen Schwindels kommt es darauf an, die niedrigste wirksame Dosis zu finden und überflüssige Medikamente abzusetzen.

16 Dem Übel auf der Spur – Diagnostik des Schwindels

Wann geht man zum Arzt?

Nicht jeder Schwindel muß ärztlich untersucht werden. Wer seine morgendliche Kreislaufschwäche kennt, wird sich mit einem Kaffee zu helfen wissen, und wer eine Nacht durchzecht hat, kriegt seinen Kopf mit ein paar sauren Gurken wieder klar. Jeder neu aufgetretene Schwindel jedoch, dessen Ursache nicht ersichtlich ist, sollte zum Arzt führen. Das gilt ganz besonders, wenn der Schwindel länger anhält und von anderen Beschwerden begleitet ist. Ohne eine klare diagnostische Zuordnung läßt sich Schwindel nicht zielgerichtet behandeln! Außerdem verbirgt sich hinter dem harmlos erscheinenden Symptom Schwindel gelegentlich eine ernste Erkrankung, deren frühzeitige Diagnose wichtig sein kann.

Welcher Arzt kommt in Frage?

Das Symptom Schwindel hält sich nicht an die Grenzen ärztlicher Fachgebiete; die Ursachen können im Gebiet der Neurologie, der Hals-Nasen-Ohrenheilkunde (HNO), der Inneren Medizin, der Psychiatrie, der Augenheilkunde und der Kinderheilkunde liegen. Begleitende Beschwerden wie Hörstörungen, Lähmungen, Herzstolpern oder Ängste können den Weg ins richtige Fachgebiet weisen. Außerdem gilt: Drehschwindel deutet auf einen vestibulären Schwindel, der vom HNO-Arzt oder vom Neurologen diagnostiziert werden kann. In allen Zweifelsfällen ist es sinnvoll, zunächst zum Allgemeinarzt zu

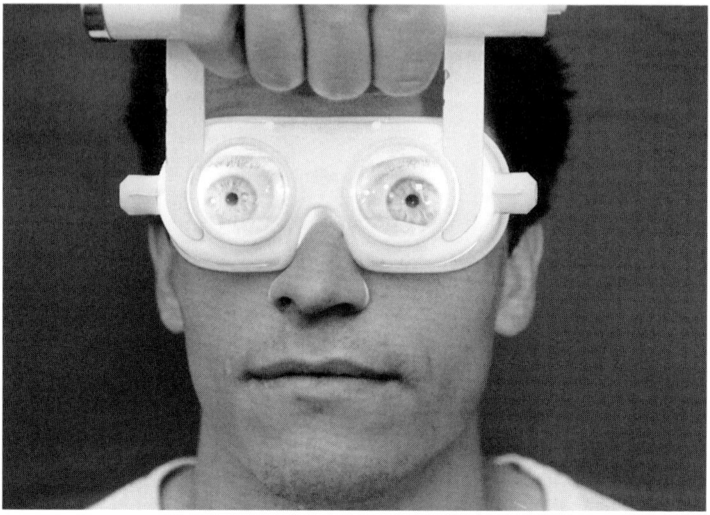

Abb. 16-1: Untersuchung der Augenbewegungen mit einer Frenzelbrille

gehen, der entweder Diagnostik und Behandlung selbst übernimmt oder den Patienten zum geeigneten Facharzt überweist.

Neurologische Diagnostik des Schwindels

Im Mittelpunkt der neurologischen Schwindeldiagnostik steht die klinische Untersuchung der Gleichgewichtsfunktionen. Apparative Methoden spielen eine untergeordnete Rolle. Zunächst sind Beschwerden und bisheriger Krankheitsverlauf möglichst genau zu erfassen. Dann werden die Augenbewegungen untersucht, in denen sich Funktionsstörungen des vestibulären Systems häufig widerspiegeln, etwa durch unwillkürliche Ruckbewegungen (Nystagmus). Als Hilfsmittel dient die sogenannte *Frenzelbrille*, die das Fixieren verhindert und gleichzeitig die Augen beleuchtet und vergrößert (siehe Abb. 16-1).

Um die verschiedenen Formen des Lageschwindels zu erkennen, wird der Patient auf die Seite und auf den Rücken gelegt, während seine Augen ebenfalls durch die Frenzelbrille beobachtet werden. Nach der Untersuchung der Stand- und Gangsicherheit mit offenen und geschlossenen Augen werden die motorischen und sensiblen Funktionen geprüft, die zum Erhalt des Gleichgewichts beitragen. Der Untersuchungsgang dauert etwa 15 Minuten und ist schmerzlos.

Wenn es darum geht, die Diagnose einer Polyneuropathie zu sichern, kann es etwas unangenehm werden: Damit die Fähigkeit der Nerven, elektrische Impulse zu übertragen *(Nervenleitgeschwindigkeit)*, getestet werden kann, muß man zwickende Stromschläge an Armen und Beinen in Kauf nehmen. Auch die dazugehörige Untersuchung der elektrischen Muskelaktivität *(Elektromyographie)* ist manchmal schmerzhaft, weil dafür einige Muskeln mit einer Nadel angestochen werden müssen.

Nur selten sind in der Schwindeldiagnostik bildgebende Verfahren erforderlich. Dazu gehören die *Computertomographie (CT)* und die *Kernspin- oder Magnetresonanztomographie (MRT)*, mit der beispielsweise Hirntumore sichtbar gemacht werden können.

Ohrenärztliche Diagnostik des Schwindels

Wie der Neurologe sucht der HNO-Arzt nach einem Nystagmus, macht Lagerungsproben und prüft die Stand- und Gangsicherheit. Hinzu kommen die Inspektion des Ohrs und verschiedene Hörtests. Einige HNO-Ärzte haben in ihrer Praxis die Möglichkeit, die Funktion der Gleichgewichtsorgane durch eine *kalorische Prüfung* zu untersuchen. Dabei werden die Gehörgänge des Patienten einzeln mit warmem und kaltem Wasser jeweils eine halbe Minute lang gespült. Durch den Temperaturreiz wird das Gleichgewichtsorgan erregt, ablesbar an einem vorübergehenden Nystagmus der Augen. Bei einer Schädigung des Gleichgewichtsorgans oder des Gleichgewichtsnervens bleibt der Nystagmus aus, wenn das betroffene Ohr gespült wird.

Mit Hilfe der *Elektronystagmographie (ENG)* können die Augenbewegungen während der kalorischen Prüfung aufgezeichnet werden: Da alle Augenbewegungen das umgebende elektrische Feld verändern, kann man sie mit aufgeklebten Hautelektroden registrieren, ähnlich wie beim EKG – nur daß die Elektroden um das Auge herum plaziert sind. Die Erregbarkeit der Gleichgewichtsorgane kann ergänzend auch auf einem Drehstuhl getestet werden. Bei manchen empfindlichen Patienten löst sowohl die kalorische als auch die »Drehstuhl-Prüfung« Schwindel und Übelkeit aus.

Internistische Diagnostik des Schwindels

Der Internist ist die richtige Adresse, wenn es um Herzerkrankungen und Kreislaufstörungen als Ursachen des Schwindels geht (siehe Kapitel 10). Oft führt schon das Messen des Blutdrucks im Liegen und Stehen oder das Abhorchen des Herzens zur Diagnose. Manche Herzrhythmusstörungen lassen sich im Routine-EKG erkennen, andere kommen erst durch eine 24-stündige Ableitung der Herzaktion, die auf ein tragbares Kassettengerät aufgezeichnet wird, zum Vorschein.

Psychiatrische Diagnostik des Schwindels

Vielen Patienten fällt der Gang zum Psychiater schwer; schon das Angebot einer psychiatrischen Untersuchung kann Selbstzweifel hervorrufen (»Bin ich verrückt?«) – oder das Gefühl, die körperlichen Beschwerden würden nicht ernstgenommen (»Ich bilde mir das doch nicht ein!«). Aber gerade weil ein psychisch ausgelöster Schwindel genauso real und quälend erlebt wird wie ein organisch verursachter, wäre es verhängnisvoll, die Chance zur wirksamen Behandlung zu verpassen (siehe Kapitel 10). Wer die Scheu überwindet, spürt oft schon nach dem Erstgespräch eine Entlastung, weil endlich auch die seelische Seite des Problems ernstgenommen wird.

Auch im psychiatrischen Gespräch soll zunächst der Patient seine Beschwerden schildern. Dann geht es um den Zusammenhang des Schwindels mit belastenden Ereignissen oder auch mit Situationen, die auf den ersten Blick ganz harmlos wirken. Der Rückblick auf die Lebensgeschichte fördert oft Verbindungen zwischen der Symptomatik und seelischen Konflikten zutage. Wenn die Umrisse des Problems deutlich geworden sind, läßt sich eine geeignete Therapie auswählen.

Wer unter Schwindel leidet, dessen Ursache unklar ist, sollte sich ärztlich untersuchen lassen. Unterschiedliche Fachgebiete der Medizin können zur Schwindeldiagnostik beitragen: Neurologie, Hals-Nasen-Ohren-Heilkunde, Innere Medizin, Augenheilkunde, Psychiatrie, Kinderheilkunde.

17 Bunte Pillen, bittere Pillen – Medikamente gegen Schwindel

Mit Schwindelmedikamenten im doppelten Wortsinn werden Millionen verdient. Dazu tragen die vollmundigen Versprechungen mancher Pharmahersteller bei, aber auch der schnelle Griff vieler Ärzte zum Rezeptblock und nicht zuletzt die stille oder ausgesprochene Erwartung ihrer Patienten durch ein Medikament rasch beschwerdefrei zu werden.

Wann sind schwindeldämpfende Medikamente sinnvoll?

Schwindeldämpfende Medikamente (*Antivertiginosa*) unterdrücken die Aktivität des vestibulären Systems. Sie spielen jedoch bei der Behandlung des Schwindels eine untergeordnete Rolle. Ihr Einsatz ist nur in zwei Situationen gerechtfertigt:

- bei akutem vestibulären Drehschwindel (Neuritis vestibularis, Menière-Erkrankung, Migräneschwindel, akute Funktionsstörung des Gleichgewichtszentrums) und
- zur Vorbeugung der Reisekrankheit.

Antivertiginosa sollten nicht länger als zwei Tage eingenommen werden, da sie den Erholungsprozeß im Gleichgewichtssystem, die vestibuläre Kompensation, hemmen. In der Behandlung des Lageschwindels und chronischer Schwindelformen haben sie keinen Platz.

Bei begleitendem Erbrechen sind Zäpfchen zu bevorzugen, damit der Wirkstoff sicher vom Körper aufgenommen wird. Einige gebräuchliche Antivertiginosa zeigt Tabelle 17-1.

Läßt sich die vestibuläre Kompensation beschleunigen?

Tierexperimentell konnte gezeigt werden, daß die vestibuläre Kompensation medikamentös beschleunigt werden kann. Als wirksam haben sich Koffein, Amphetamine und ein Spezialextrakt aus den Blättern des Ginkgo-Baumes (Ginkgo biloba) erwiesen. Erste Therapiestudien weisen darauf hin, daß auch beim Menschen mit Hilfe des Ginkgo-Spezialextraktes eine verbesserte Kompensation erreicht werden kann.

Gibt es vorbeugende Medikamente gegen Schwindel?

Eine *Menière-Erkrankung* mit häufigen Attacken kann vorbeugend mit der Substanz Betahistin (Vasomotal, Aequamen) behandelt werden. Damit lassen sich die Anfälle zwar kaum vollständig unterdrücken, oft geht aber ihre Häufigkeit und Schwere zurück. Dabei ist es zweckmäßig, vor und während der Behandlung einen Kalender über die Beschwerden zu führen, um nach drei bis sechs Monaten Bilanz zu ziehen. Auch *Migräneattacken*, die mit Schwindel einhergehen, sprechen häufig auf eine vorbeugende Therapie an (siehe Kapitel 4). Eine *Reisekrankheit* läßt sich durch rechtzeitiges Einnehmen eines Antivertiginosums vermeiden (siehe Kapitel 8). Bei anderen Schwindelformen ist eine medikamentöse Prophylaxe nicht sinnvoll.

Tabelle 17-1: Medikamente gegen akuten Drehschwindel und gegen Reisekrankheit (Antivertiginosa). **T** = Tabletten, Dragees, Kapseln; **Z** = Zäpfchen

Wirkstoff	Handelsname	Nebenwirkungen
Dimenhydrinat	Epha-retard (T) Monotrean (T) Vomacur (T,Z) Vomex A (T,Z)	Müdigkeit, Dämpfung, Harnverhalt, Mundtrockenheit, verschwommenes Sehen, grüner Star
Meclozin	Bonamine (T) Peremesin (Z) Postafen (T,Z)	(siehe Nebenwirkungen: Dimenhydrinat)
Scopolamin	Scopoderm TTS (Membranpflaster)	Mundtrockenheit, Hautrötung, Harnverhalt, Pulsbeschleunigung, verschwommenes Sehen, grüner Star
Sulpirid	Dogmatil (T) Meresa (T) Neogama (T)	unwillkürliche Bewegungen, Schlafstörungen, Übelkeit, verschwommenes Sehen
Triflupromazin	Psyquil (T,Z)	Müdigkeit, Dämpfung, unwillkürliche Bewegungen, Blutdruckabfall, Mundtrockenheit, Harnverhalt
Thiethylperazin	Torecan (T)	(siehe Nebenwirkungen: Triflupromazin)

Die Tabelle erhebt keinen Anspruch auf Vollständigkeit, insbesondere wurden Kombinationspräparate nicht aufgenommen. Achtung! Alle aufgeführten Präparate sind zur Dauerbehandlung ungeeignet und können selbst Schwindel hervorrufen!

Sogenannte durchblutungsfördernde Mittel

Schwindel wird oft vorschnell mit Durchblutungsstörungen im Gleichgewichtsorgan oder im Gehirn erklärt und mit angeblich durchblutungsfördernden Infusionen und Tabletten behandelt. Da die Wirksamkeit dieses Therapieansatzes unbewiesen ist, sind seine Kosten und Risiken nicht zu rechtfertigen. Die einzige Ausnahme ist die Hemmung der Blutgerinnung durch den Wirkstoff Acetylsalicylsäure (ASS), die bei gefäßkranken Patienten das Risiko eines Schlaganfalls mindern kann (siehe Kapitel 2).

Medikamente spielen bei der Therapie des Schwindels eine untergeordnete Rolle. Schwindeldämpfende Medikamente sind hilfreich zur kurzfristigen Behandlung der Neuritis vestibularis, der Menière-Erkrankung und der Reisekrankheit.

18 Auf die Beine kommen – Übungsprogramme gegen Schwindel

Gleichgewichtstraining

Grundlagen

Patienten mit akutem Ausfall eines Gleichgewichtsorgans merken schnell, daß jede Bewegung ihren Schwindel verstärken kann und ziehen daraus häufig den Schluß: »Bloß nicht bewegen und lieber im Bett bleiben, bis alles vorbei ist!« Leider hilft das wenig, und der Schwindel bleibt bestehen – manchmal jahrelang. Schäden im Gleichgewichtssystem können nur dann ausgeglichen werden, wenn die erhaltenen Sinnessysteme und Nervenverbindungen aktiviert werden und die verlorene Funktion übernehmen *(vestibuläre Kompensation,* siehe Kapitel 2). Das Gehirn lernt dabei, auf neuen Wegen das Gleichgewicht zu regulieren. Die Kompensation wird durch Bewegungsreize und Balanceübungen gefördert und durch Inaktivität behindert. Daher ist beim Ausfall eines Gleichgewichtsorgans Bettruhe nur in den ersten zwei Tagen sinnvoll, um die Zeit der stärksten Beschwerden zu überbrücken. Gleichzeitig beginnt ein abgestuftes Gleichgewichtstraining zur Förderung der vestibulären Kompensation.

Welche Schwindeltypen lassen sich durch ein Gleichgewichtstraining behandeln?

Das Gleichgewichtstraining ist kein Allheilmittel gegen Schwindel jeder Art! Nur wenn eine der folgenden Schwindelursachen ärztlich festgestellt wurde, lohnt sich die Mühe:

- akuter Ausfall eines Gleichgewichtsorgans oder -nervs (Neuritis vestibularis, siehe Kapitel 2),
- alter, aber bislang schlecht kompensierter Ausfall eines Gleichgewichtsorgans,
- multisensorischer Schwindel (siehe Kapitel 13),
- psychogener Schwindel (siehe Kapitel 9), wenn vorrangig das Vertrauen in die Körperfunktionen Gleichgewicht, Stehen und Gehen gestärkt werden soll (beispielsweise bei alten Menschen nach einem Sturz),
- einige Formen des Schwindels nach Schädelverletzungen (siehe Kapitel 11).

Prinzipien des Gleichgewichtstrainings

Das Gleichgewichtstraining wird in zahlreichen Varianten praktiziert, die sich vor allem in der Auswahl der Übungen unterscheiden. Übereinstimmend fußen die Übungen jedoch auf folgenden Grundsätzen:

- sie werden nach steigendem Schwierigkeitsgrad aufgebaut,
- der Patient übt an seiner gegenwärtigen Leistungsgrenze, ein leichter Schwindel muß dabei in Kauf genommen werden,
- Trainingsziel ist ein Niveau etwas oberhalb der Alltagsbelastung und
- Substanzen, die die Hirnleistung herabsetzen, sind zu vermeiden; dazu gehören schwindeldämpfende Medikamente, Schlaf- und Beruhigungsmittel und Alkohol.

Das Schwergewicht des Trainingsprogramms liegt auf Balanceübungen in Ruhe und in Bewegung. Sie werden zunächst mit offenen, dann mit geschlossenen Augen durchgeführt. Im ersten Fall wird vorrangig das visuelle System zur Gleichgewichtsregulation herangezogen, im zweiten die Eigenwahrnehmung des Körpers, das sogenannte somatosensible System. Das Training sollte Übungen der Blickfixation und kontrollierte Augenbewegungen einschließen, insbesondere wenn ein Nystagmus diese Funktionen stört.

Bewußte Körperwahrnehmung

Neben der Ausführung der Übung kommt es auch auf die Wahrnehmung an, auf das bewußte »In-sich-hinein-Spüren«: Wie sitze, knie, stehe ich? Zieht es mich zu einer Seite, nach vorn, nach hinten? Ist mein Gewicht gleichmäßig auf beide Füße oder Gesäßhälften verteilt? Wie kann ich ausgleichen? Bringen mich Bewegungen aus dem Gleichgewicht? Wie kann ich gegensteuern? – Diese Art der Körperwahrnehmung hilft, widersprüchliche Sinnesmeldungen und Fehlsteuerungen bewußt zu machen und zu korrigieren.

Häufig üben!

Der Erfolg des Programms hängt auch davon ab, wieviel Sie üben! Das veranschaulicht folgende wahre Geschichte, aus der Praxis eines amerikanischen Schwindelspezialisten:

Fallbeispiel: Ein älterer Patient hatte sich von einem einseitigen Ausfall des Gleichgewichtsorgans nicht recht erholt und klagte über Schwindel bei raschen Kopfbewegungen. Jede Woche zweimal nahm er an einem krankengymnastischen Gleichgewichtstraining teil, doch auch nach einem Jahr war er seine Beschwerden nicht los. Dann ließ er sich monatelang nicht mehr blicken. Als er wiederkam, ging es ihm blendend. Auf die Frage des Arztes, welcher Behandlung er das zu verdanken habe, antwortete er: »Gar keiner! Aber seit meine Enkeltochter ins Krabbelalter gekommen ist, turne ich den ganzen Tag mit ihr herum – und nun ist der Schwindel verschwunden!«

Übungsbeispiele

Im folgenden werden einige Übungen für das Training zu Hause vorgestellt (siehe Abb. 18-1 bis 18-7). Im allgemeinen ist es sinnvoll, sich durch eine erfahrene Krankengymnastin anleiten zu lassen, die die Übungen dem Stand der Erholung anpaßt und mögliche Fehler korrigiert.

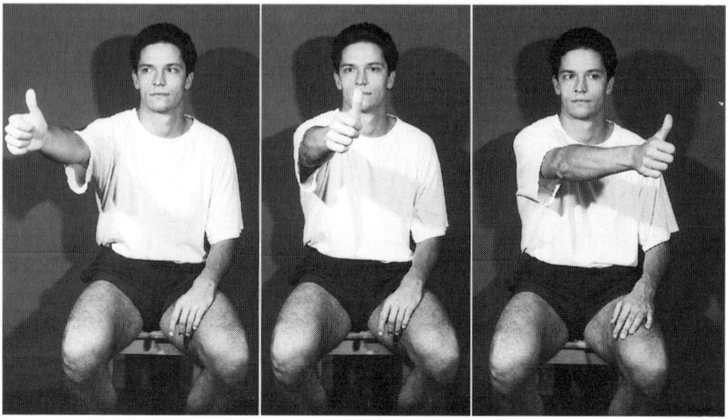

Abb. 18-1: Fixationsübung: den ausgestreckten Daumen anblicken, dabei den Daumen hin und her pendeln lassen – erst horizontal, dann vertikal

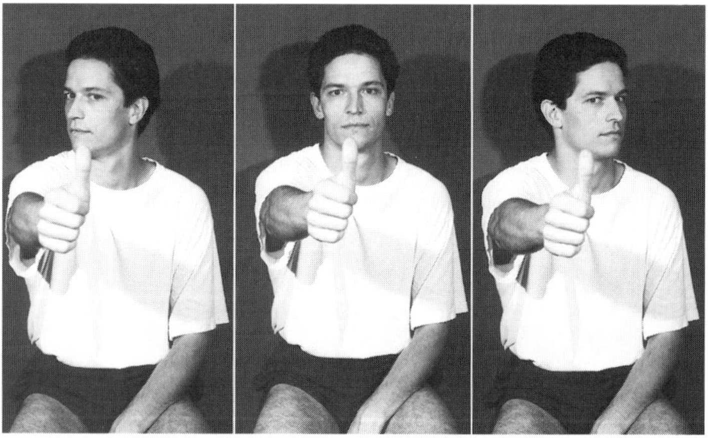

Abb. 18-2: Wieder den ausgestreckten Daumen anblicken, diesmal aber den Kopf pendeln lassen und den Daumen ruhig halten – erst horizontal, dann vertikal

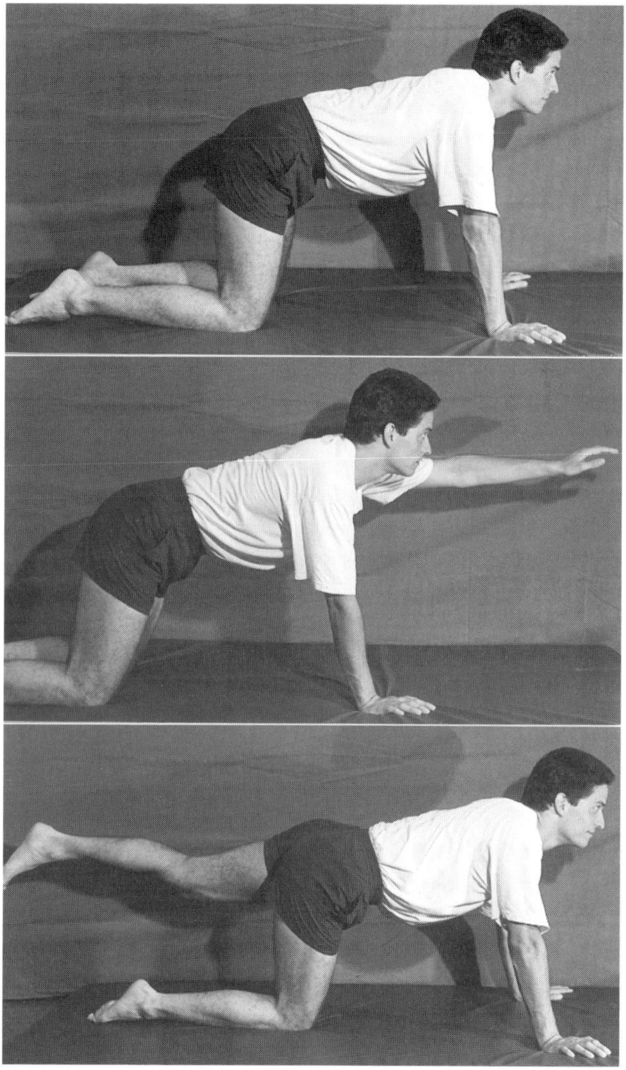

Abb. 18-3: Im Vierfüßlerstand das Gleichgewicht suchen, einen Arm anheben und das Gleichgewicht halten, dann ein Bein ausstrecken – erst mit offenen, später mit geschlossenen Augen

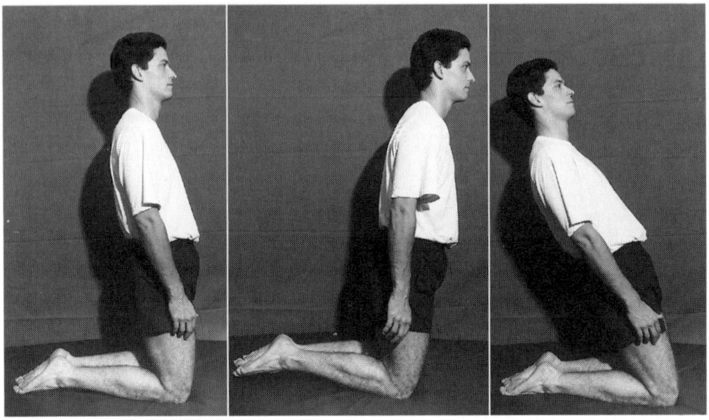

Abb. 18-4: Kniestand: langsam das Körpergewicht nach vorn und nach hinten verlagern – mit offenen Augen, mit geschlossenen Augen

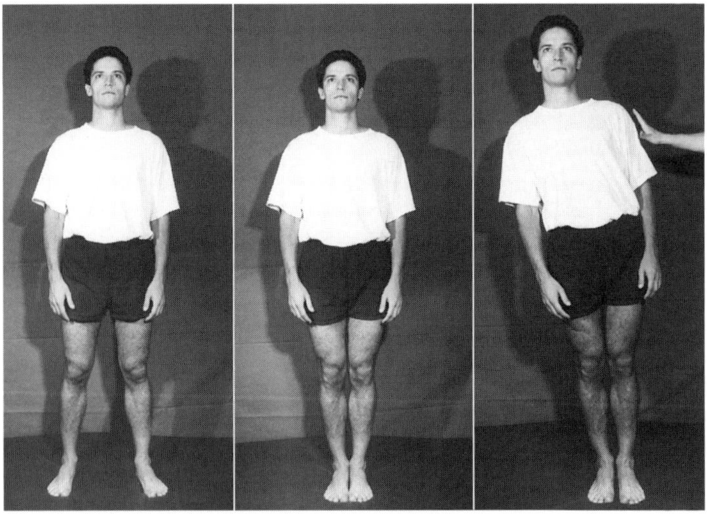

Abb. 18-5: Freies Stehen: zunächst breitbeinig, dann mit geschlossenen Füßen; stehenbleiben trotz Störmanöver von der Seite, von vorn, von hinten. Alle Varianten mit offenen und geschlossenen Augen

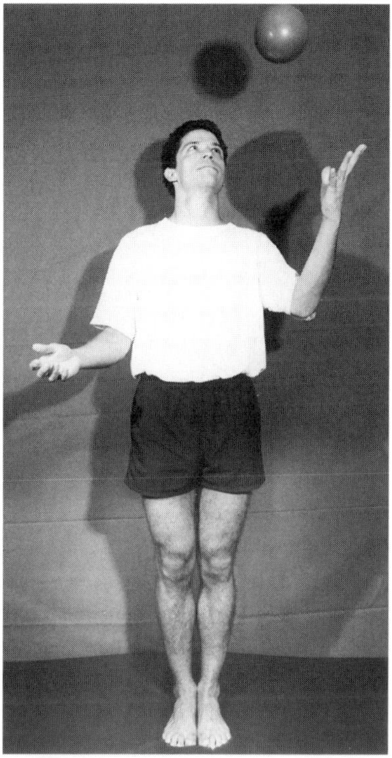

Abb. 18-6: Koordination von Augen- und Kopfbewegungen: Ball von einer Hand im Bogen zur anderen werfen und mit Kopf und Augen verfolgen. Schwieriger wird die Übung auf einem Bein

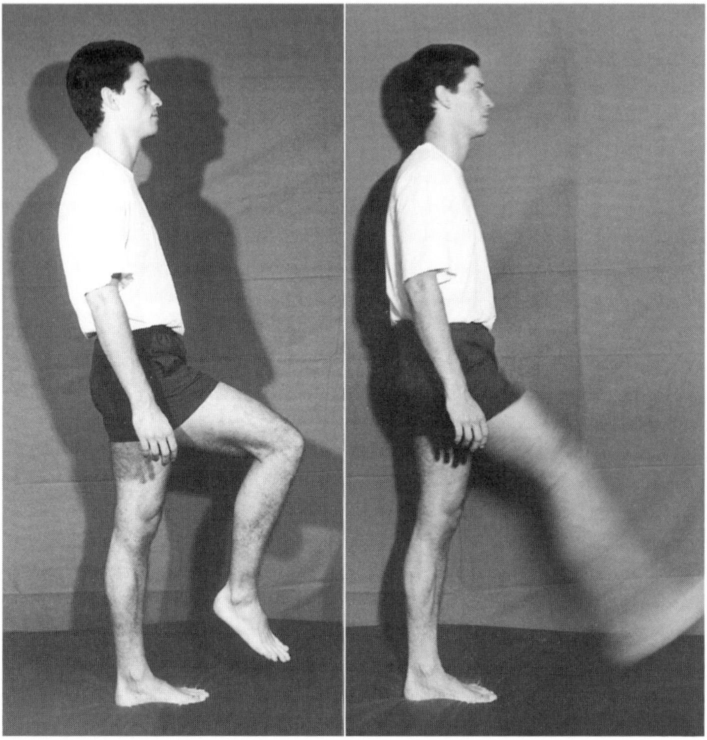

Abb. 18-7: Einbeinstand: erst unbewegt, dann freies Bein durchschwingen lassen. Versuchen Sie es auch einmal mit geschlossenen Augen!

Wie geht es weiter?

Wer die Leistungsfähigkeit seines Gleichgewichtssystems weiter steigern will, muß sich rasch wechselnden Bewegungen aussetzen, wie sie bestimmte Sportarten verlangen, beispielsweise Tischtennis, Tennis, Tanzen, Volleyball, Handball und andere Ballspiele. Sie alle erfordern die blitzschnelle Verrechnung von vestibulären, visuellen und somatosensiblen Sinnesreizen zur Koordination der Augen- und Körperbewegungen.

Ungeeignet sind Sportarten, bei denen der feste Boden unter

den Füßen als Orientierung fehlt, zum Beispiel Schwimmen, Paddeln und Reiten. Andere, wie Skifahren, Bergsteigen oder Tauchen, sind sogar gefährlich, da sie eine ungestörte Gleichgewichtsfunktion voraussetzen.

Selbstbehandlung des Lagerungsschwindels

Grundlagen

Die Gleichgewichtsforscher Brandt und Daroff beschrieben 1980 die erste wirksame Therapie des gutartigen Lagerungsschwindels: das auch heute noch verbreitete Lagerungstraining, das Patienten zu Hause selbständig anwenden können (siehe Kapitel 3). Als wirksamer erwiesen sich die einige Jahre später vorgeschlagenen Manöver des amerikanischen Ohrenarztes Epley und des französischen Physiotherapeuten Sémont, die beide von einem Behandler durchgeführt werden müssen. In unserer Klinik haben wir das Epley-Manöver weiterentwickelt, so daß es ebenfalls zur Selbstbehandlung geeignet ist und damit die Vorteile der raschen Wirksamkeit und der selbständigen Anwendung vereint.

Wem hilft die Lagerungsbehandlung?

Alle Varianten der Lagerungsbehandlungen helfen nur beim gutartigen Lagerungsschwindel, nicht aber bei anderen Formen des lageabhängigen Schwindels (siehe Kapitel 3). Deshalb sollte die Diagnose durch eine Lagerungsprobe ärztlich überprüft werden. Ein erfolgreich angewendetes Lagerungsmanöver schützt nicht vor Rückfällen, mit denen die meisten Patienten nach Monaten bis Jahren rechnen müssen. Dann wird jedoch ein erneuter Durchgang dem Spuk ein rasches Ende bereiten.

Anleitung zur Selbstbehandlung mit dem Epley-Manöver

Sie können zu Hause trainieren! Nur in Fällen mit starker Übelkeit oder ausgeprägter Angst kann eine Krankenhausaufnahme sinnvoll sein. Etwas Selbstüberwindung gehört schon dazu, denn wenn Sie alles richtig machen, tritt beim Üben Schwindel auf. Sie werden ihn aber aushalten – er klingt nach höchstens 20 Sekunden wieder ab. Wenn Brechreiz auftritt, helfen Medikamente aus der Gruppe der Antivertiginosa (siehe Kapitel 17), die eine Stunde vor der Lagerung genommen werden sollten.

Achten Sie darauf, daß Sie das passende Manöver (Abb. 18-8 oder 18-9) für die erkrankte rechte oder linke Seite auswählen (siehe auch Kapitel 3)! Führen Sie die Bewegungsfolge dreimal täglich aus! Beenden Sie die Behandlung, wenn 24 Stunden kein Lagerungsschwindel aufgetreten ist, weder während der Behandlung noch zu anderen Zeiten!

Das Gleichgewichtstraining besteht aus Koordinations- und Balanceübungen steigender Schwierigkeit. Es hilft beim Ausfall eines Gleichgewichtsorgans, beim multisensorischen Schwindel und bei einigen Formen des psychogenen Schwindels und des Schwindels nach Schädelverletzungen.

Der gutartige Lagerungsschwindel läßt sich durch ein Lagerungstraining erfolgreich behandeln.

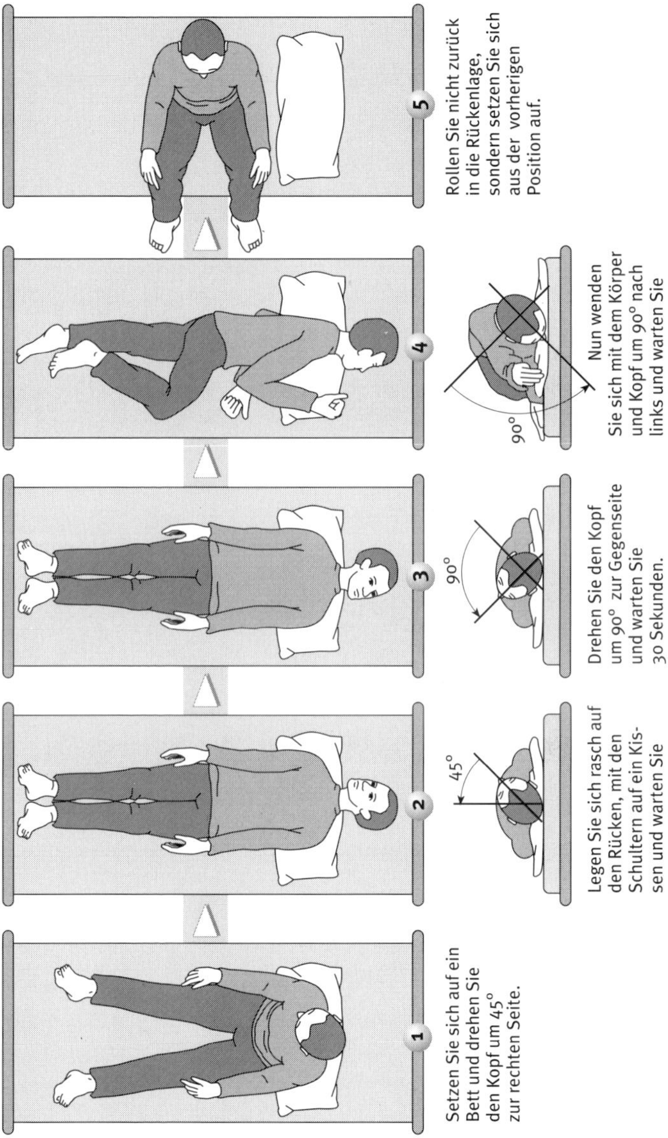

Abb. 18-8: Modifiziertes Epley-Manöver zur Selbstbehandlung des gutartigen Lagerungsschwindels (rechts)

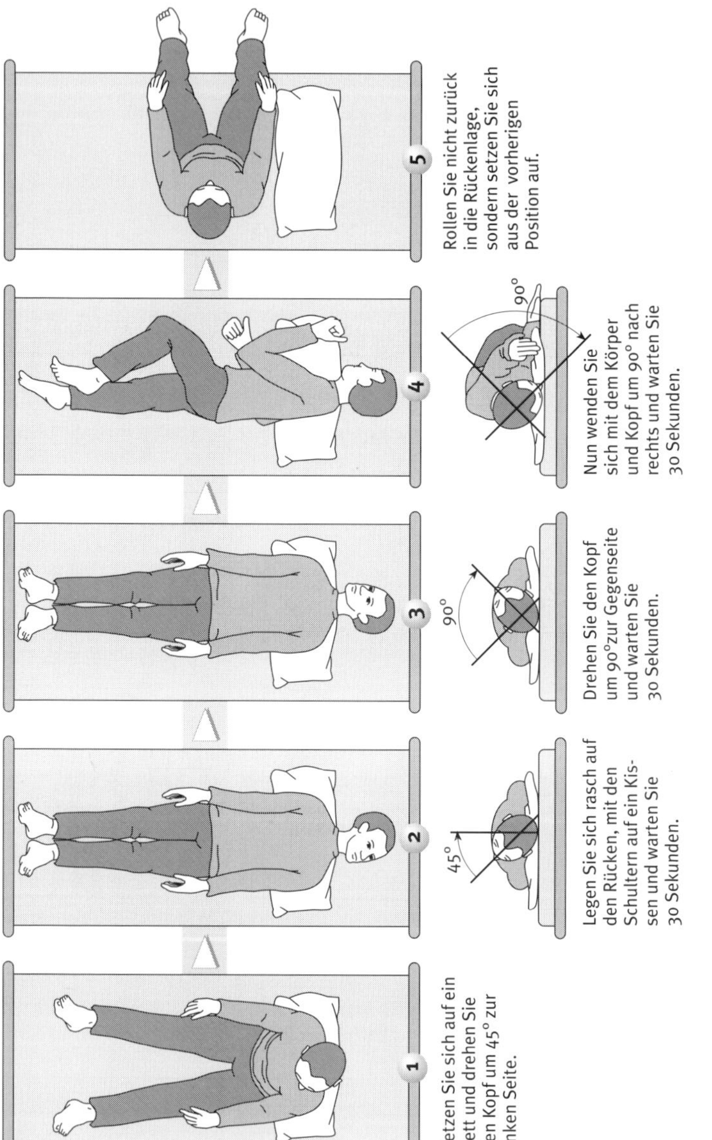

Abb, 18-9: Modifiziertes Epley-Manöver zur Selbstbehandlung des gutartigen Lagerungsschwindels (links)

19 Glossar

Arteriosklerose:
Arterienverkalkung, fortschreitende Verhärtung und Verengung der Blutgefäße durch Kalkablagerung in den Gefäßwänden.

Bogengänge:
schlauchförmige, gebogene Hohlräume im Gleichgewichtsorgan des Innenohrs, die mit Flüssigkeit gefüllt sind und Drehbewegungen des Kopfes wahrnehmen.

Drehschwindel:
Schwindel, der mit einer scheinbaren Drehung der Umgebung oder des eigenen Körpers einhergeht; Ausdruck einer Störung der Bogengänge oder ihrer Nervenverbindung zum Gleichgewichtszentrum.

Endolymphe:
Flüssigkeit innerhalb der Bogengänge, die durch eine Membran von der umgebenden Perilymphe abgegrenzt ist. Die durch Kopfbewegungen hervorgerufene Endolymphströmung reizt die Sinneszellen der Bogengänge.

Frenzelbrille:
Untersuchungsbrille zur Beobachtung der Augenbewegungen; sie vergrößert und beleuchtet die Augen und hemmt die Fixation.

Gleichgewichtszentrum:
Schaltstelle im Hirnstamm; empfängt und verrechnet vestibuläre, sensible und visuelle Informationen und steuert die Gleichgewichtsreaktionen.

Lagerungsschwindel:
vorübergehender Schwindel, der von einer Änderung der Kopfposition ausgelöst wird.

Lageschwindel:
Schwindel, der in bestimmten Kopfpositionen auftritt und andauert, solange die Kopfposition beibehalten wird.

Menière-Krankheit:
Innenohrerkrankung, die durch anfallsartigen Drehschwindel mit Hörminderung und Ohrgeräuschen gekennzeichnet ist. Im Verlauf der Erkrankung kommt es zu einem bleibenden Ausfall der Hör- und Gleichgewichtsfunktion auf dem betroffenen Ohr.

motorisches System:
steuert die Körperbewegungen; dazu gehören die Hirnrinde, das Kleinhirn, die Bewegungszentren in der Tiefe des Gehirns, die motorischen Fasern des Rückenmarks und der peripheren Nerven sowie die Muskulatur.

Neuritis vestibularis:
Ausfall der Gleichgewichtsfunktion eines Innenohrs durch eine Virusentzündung des Gleichgewichtsnervs; führt zu tagelang anhaltendem Drehschwindel, Erbrechen, Nystagmus zur gesunden und Falltendenz zur betroffenen Seite.

Nystagmus:
Augenrucken mit einem Wechsel von langsamen Augenbewegungen in einer Richtung und schnellen Rückstellbewegungen in Gegenrichtung; häufig Kennzeichen einer vestibulären Funktionsstörung.

Otolithenorgan:
Ansammlung von Sinneszellen im Gleichgewichtsorgan, auf denen kleine Kristalle (Otolithen) liegen; sie nehmen gradlinige Bewegungen und die Schwerkraft wahr.

Perilymphe:
Flüssigkeit in den Bogengängen, die den Endolymphschlauch umgibt.

Phobie:
krankhafte Angst, die durch bestimmte Auslöser hervorgerufen wird (beispielsweise durch Fahrstuhlfahrten, Höhe, Menschenansammlungen oder durch den Anblick von Spinnen oder Hunden).

sensibles System:
Sinnessystem, das einerseits über die Haut die Umwelt wahrnimmt, andrerseits über »Fühler« in den Muskeln und Gelenken die Haltung und Bewegung des eigenen Körpers erkennt.

vestibuläres System:
Sinnessystem, das die eigenen Kopfbewegungen und die Richtung der Schwerkraft erkennt.

vestibuläre Kompensation:
Vorgang, mit dem das Gehirn den Funktionsverlust eines Gleichgewichtsorgans ausgleicht.

visuelles System:
Sinnessystem, das die Umwelt durch das Sehen wahrnimmt.

20 Literatur

Biesinger, E./Zimmermann, R./Issing, P./Scheinpflug, B. (1991), Krankengymnastisches Trainingsprogramm gegen Schwindel. Krankengymnastik 43: 791-801.

Brandt, T. (1998), Schwindel. In: Brandt, T./Dichgans, J./Diener, H. C. (Hrsg.), Therapie und Verlauf neurologischer Erkrankungen. Kohlhammer, Stuttgart.

Diener, H. C. (1998), Migräne, Informationen und Ratschläge. Trias, Stuttgart.

Krämer, G. (1998), Schlaganfall, Was Sie jetzt wissen sollten. Trias, Stuttgart.

Maida, E. (1997), Der MS-Ratgeber. Trias, Stuttgart.

Matthews, A./Gelder, M./Johnston, D. (1997), Platzangst. Ein Übungsprogramm für Betroffene und Angehörige. Karger, Basel.

Scherer, H. (1996), Das Gleichgewicht. Springer, Berlin.

Stoll, W./Matz, D. R./Most, E. (1998), Schwindel und Gleichgewichtsstörungen. Thieme, Stuttgart.

Sachregister

Kursiv gesetzte Begriffe sind im Glossar erläutert